# 颠覆者计划

## 让癌症发现在早期

唐枫奕 著

山西出版传媒集团
山西经济出版社

图书在版编目（CIP）数据

颠覆者计划：让癌症发现在早期 / 唐枫奕著. --
太原：山西经济出版社，2023.3
ISBN 978-7-5577-1088-0

Ⅰ．①颠… Ⅱ．①唐… Ⅲ．①癌－预防(卫生)－普及
读物 Ⅳ．①R730.1-49

中国国家版本馆CIP数据核字(2023)第001581号

# 颠覆者计划：让癌症发现在早期
DIANFUZHE JIHUA RANG AIZHENG FAXIAN ZAI ZAOQI

著　　者：唐枫奕
责任编辑：郭正卿
助理责编：岳子璇　丰　艺
装帧设计：汇蓝文化

出　版　者：山西出版传媒集团·山西经济出版社
社　　址：太原市建设南路21号
邮　　编：030012
电　　话：0351-4922133（市场部）
　　　　　0351-4922085（总编部）
E　　mail：scb@sxjjcb.com（市场部）
　　　　　zbs@sxjjcb.com（总编部）

经 销 者：山西出版传媒集团·山西经济出版社
承　印　者：山西新华印业有限公司美术印刷分公司

开　　本：880mm×1230mm　　1/32
印　　张：7.5
字　　数：130千字
版　　次：2023 年 3 月　　第 1 版
印　　次：2023 年 3 月　　第 1 次印刷
书　　号：ISBN 978-7-5577-1088-0
定　　价：49.90元

# 序

癌症预防，早发现是王道。人类与癌症的战争，艰难而惨烈。不战而胜，是战争的最高境界。癌症发现在早期，对现代医学来说就是个比较简单的问题，是谓不战。癌症发现在晚期，很多时候，现代医学都无能为力，是谓败战。

癌症早发现从来都不是一个简单的问题。癌症种类繁多，大类近百种，小类近千种，每一种都有不同的早期筛查方式方法。如何去发现？癌症一旦发展到身体有感觉的程度，基本就是晚期了。

作者创造性地将癌症预防分为三个阶段。从 1.0 阶段的自然选择，到 2.0 阶段因经济承受能力不同而形成两种不同的人群（少部分经济承受能力强的人有意识选择高端筛查预防，更多的人继续听天由命），再到 3.0 阶段，通过人工智能赋能，将高端筛查手段平民化。

这带给我们无尽的想象空间。如果 90% 以上癌症都能发现在早期，癌症问题算不算某种程度上得到解决了呢？这也是本书作者奋斗的方向。

# 目　录

# 微小说《穿越2032》

我们穿越到 2032 年的中国。

主人公谭小帅是一位普通得不能再普通的工薪阶层，45 岁，在青海省一个偏远的城市德令哈当一名市政管线维护工人。妻子胡丽丽在一家私立幼儿园当老师。儿子小小帅大学一年级了，在西安一所 211 大学上学。

日子过得平淡而幸福。

德令哈房价很便宜，一家三口住着 140 多平方米的大房子，三间卧室，一个大客厅。小帅喜欢读书，妻子丽丽专门为他设计了一间书房，实木的书桌、书柜，书柜里摆满了各种书籍。其中有尼采的全套著作，包括《查拉图斯特拉如是说》《善恶的彼岸》《论道德的谱系》《瓦格纳事件》《偶像的黄昏》等。在这样一个西部边远城市，爱读书，尤其是喜欢读哲学书的小帅，在外人眼中多少有些另类。但是，胡丽丽就特别欣赏他这点："读书的男人总比天天喝酒的强。"丽丽在人前总喜欢这么夸自己的老公。

书柜右边中间的隔断里，摆放着一张 14 寸的彩色照片，是谭小帅和父亲老小帅、母亲（尚健在，在另外一个城市的弟弟家照看小孙子），和老婆、儿子一起的全家合影。这张照片是父亲去世前两年照的。父亲于 2023 年 5 月去世后，小帅从手机里面找出这张照片，放大冲洗、贴膜摆在这里。每次小帅读书放松时，不经意看到照片，看到父亲慈祥的脸，心中都会涌起一阵伤痛。九年了，那段伤痛还是那么清晰。

小帅的老家在陕西汉中勉县的一个农村。那是一个山青水秀的好地方，北面是无边无际的秦岭，南面是汉江。老小帅在村里的老宅不大，但是有孩子出钱，装修得和城里没什么两样，收拾得干净利落。老两口在村里人缘非常好，日子过得十分舒适。只是两个儿子都不在身边，想念儿子和孙子了，就去儿子家住上一两个月。

2022 年春节，架不住小帅夫妻俩的一再邀请，老两口决定去小帅家过年，顺便看看大孙子。这一个春节过得非常开心，除了德令哈的冬天实在有点冷外。老小帅一直非常心疼自己的儿子小帅，他对儿子去德令哈那样一个距离太远、气候又不好的地方有点不满意。比起汉中来，德令哈实在差太远了。冬天的汉中，秦岭挡住了北方的寒流；夏天的汉中，汉江带来了清爽的凉风。不过，儿子坚持，老小帅也没说什么。

老小帅到德令哈一个礼拜后，就有点小感冒。老小帅家里加上菜园有近两亩地（1 亩约为 666.67 平方米），平时身体硬朗得不得了，几乎都没感冒过。大孙子从小就容易感冒，老小帅就一直叹息："这娃吃得好、喝得好，咋还不如我这老头呢。"

胡丽丽想让公公去医院看医生，老小帅一口拒绝了。"没事，这点小感冒算啥子嘛，你们德令哈的水土我还没适应，过两天就好了。"

一连半个月，老小帅的体温总是有点高。丽丽放心不下，就叫小帅无论如何也要带父亲去医院一趟。元宵节还没过，老小帅拗不过小帅和丽丽的要求，跟小帅一起去医院了。

一检查，老小帅是肺癌晚期，三个月后，老小帅就去世了。整个过程在小帅的脑子里异常清晰，但是，小帅不想回忆，更不想述说。应该是心理作用，老小帅去世后，小帅总是感到身体某个部位有些疼痛，痛得很真实，还怀疑自己是不是也得了癌症。小帅找医师咨询了一下，医师告诉他："这是一种心理反应，不过，既然家族有癌症病史，就属于癌症高风险人群，应该注意预防。"

2023 年夏天的某一天，丽丽无聊刷到一个短视频，转发给小帅。视频中一位中年男人用奇怪的口音在兜售一本书，书名是《颠覆者计划——让癌症发现在早期》，给人感觉很牛。

"《颠覆者计划——让癌症发现在早期》这本书介绍了用物理方法解决癌症问题，你以为是理工天才写的吗？你错了！是一位纯正的文科男写出来的。为什么全世界这么多理工男都写不出来，却叫一位文科生写出来了呢？这是思维高度的问题。"这文科男的口气有点牛气哄哄。小帅不是学理工的，是在一所不知名的三类本科院校读的法律。基于父亲的遭遇，小帅还是很好奇，一看书不贵，49.9 元，就买了下来。

文科男虽然吹得有点夸张，但看看书的内容，还是有点谱。他吹嘘的所谓物理的方法，就是用核医学的 PET（确实属于物理学范畴，PET 被誉为医学影像皇冠上的明珠，用于癌症与心脑血管疾病的筛查、诊断，功能得到业界广泛的认同），每年做一次全身扫描，争取将癌症发现在早期，发现在早期，就争取到更多治疗的机会。从这个逻辑看，说是用物理的方法解决癌症问题，也没错。

不过，这个家伙倒不是说自己研发了一个什么厉害的 PET 技术。他做的，就是利用人多力量大的方法，把原来要好几千元甚至上万元做一次的 PET 检测价格降低到 999 元，甚或是 399 元。

这个是非常值得质疑的。

花 49.9 元买这本书还有一个额外的权益——自己及三位以内的亲属可获得免费做一次 PET 全身全癌种与心脑血管疾

病早期筛查服务一次。（2023年，PET市价比较低的地区是浙江省，一次5300元；北京市一次9000元以上，其他地区约一次7000元）。

具体实施规则如下：

（一）全国范围内，分为华东、华南、华中、华北、西北、东北、西南七个大区。哪一个大区率先预约申请人数达到一万人，将在该大区中心区域城市选址建设超级PET中心。中心建设周期从选址到办理许可证，大概需要一年半的时间。

（二）设备安装到位，正式运行前一个月左右，有专人联系您预约检查时间。预存999元即可开始预约排队。

（三）第一年检测不扣除任何费用。

（四）第二年及以后检测费用低于900元。以后每年逐渐降低，直至399元/次。

小帅一看，得，他所在的这大西北，地广人稀的，猴年马月能凑够一万人啊。再看那文科男的形象也不像能做大事的样子。小帅感觉这事不是很靠谱。

小帅爱读书。虽然觉得不靠谱，但还是比较认真地把这本书读完了。读完以后，小帅有点心动了。因为文科男在书里讲述的一个"人人有PET"的梦想，是基于人工智能的发展。小帅对人工智能也有所了解。他非常爱看两本书。一本是《穿越平行宇宙》，从科学的视角讲述了物理学的最新理论，书中讲述有四层平行宇宙。前三个都比较好懂，第四层平行宇宙比较晦涩，尤其是讲到意识的时候，小帅看得都不由打瞌睡了。但小帅喜欢这个平行宇宙理论，根据这个理论的描述，在 $10^{29}$ 米距离的另外一个宇宙中，小帅的父亲老小帅会因为提前发现了体内的癌细胞而得到及时治疗，现在正和那个宇宙中的全家人生活得开心快乐。

另外一本书就是《生命 3.0》。这本书开篇第一个科幻小说《普罗米修斯》就强烈地吸引了小帅。《普罗米修斯》讲述的是一个超级人工智能一步一步接管人类世界的故事。用小帅的话说，这个故事逻辑清晰，就是若干年后的现实。

文科男提出的通过人工智能，将 PET 检测能力提升十倍以上，降低价格。这个逻辑比较通透，在 2023 年的人工智能技术可及的范围。

所以，小帅看完书后，毫不犹豫地通过扫描二维码预约了西北大区的免费 PET 服务，给母亲、胡丽丽、岳父、岳母和自己都预约了，每人其实只花了 1.99 元钱。反正只是两元钱而已。

然后，就以为没有然后了。

2025 年春天的一个周末，小帅正在书房读书。突然接到一个电话，一听就是电子的声音。文科男的"人人有 PET"在西北地区建设超级 PET 中心了，而且，还有一个多月就可以开展检测。电话是通知他们去报名排队的。

……

转眼到了 2032 年。

自从新冠肺炎疫情结束后，世界步入了一个比较平缓的发展期。好像一切都慢了下来，人们不再行色匆匆，长时间的封闭让"慢"变成了一种习惯。

但是，文科男的项目进度却越来越快，在媒体上虽不大见到文科男的身影，但是他的项目却无处不在。现在更加便宜了，一年只需花费 299 元，医保还能报销大部分，而且还有了更多附加免费的服务，比如验血等，甚至每一个会员的基因检测都可以免费做。

2032 年的文科男项目成了医师的标配。每一位医师，从偏远乡镇到北京最高级医院的大医师，甚至非洲大陆的每一个角落，亚洲贫穷的金三角地区的村医们，都非常依赖文科男的项目。因为医师为用户诊断的时候，只需要将症状输入系统，人工智能马上结合用户的基因数据、平时收集的各种健康数据、结合当地的气候和饮食习惯等综合因素给医师做出辅助判断。医师感觉没问题，人工智能给出相应的治疗建议，医师做最终的决定。这一切都是免费的。大部分药物都是基因药物，每种药都是根据个人不同的基因配制的。一般的疾病都得到了很好的预防与治疗。

不止是获得医师们的广泛应用，大约有三分之一的人选择将文科男的项目提供的米粒大小般的芯片植入大腿内侧。芯片可以实时检测人体生物特性，并传导到云端。即使没有选择芯片植入的人们，也有各种各样的健康数据传输终端，将他们的健康数据传到云端。那个人工智能就像个永不疲惫的太医一样照料着人们。

至于癌症，已经没人觉得可怕了。虽然每年也有不少人因为癌症死亡，但那个比率实在是太低了，甚至比每年意外事故死亡的人数还要少。

在新冠肺炎疫情肆虐的几年里，人们常讨论的医保入不敷出的问题得到了解决，医保资金结余似乎越来越多了。因为癌症和心脑血管疾病都发现得早了，还有其他杂七杂八的病因为有人工智能的干预，治疗费用下降了不是一丁点儿。

2032 年的小帅，45 岁，他还相当年轻，没有意外的话，预估能活到 105 岁。

这就是 2032 年小帅的故事。希望以此打开每一位读者的想象力。

# 作者记

## （一）大盘鸡

大概是 2005 年的夏天，我和朋友丁导去新疆登山，加入了宋玉江组织的一个小队伍。

新疆，一个让人一眼就爱上的地方。

天大地大。

那年头，刀郎的《2002 年的第一场雪》很流行，一直奇怪为什么要把公共汽车停靠在八楼。丁导带我坐了一趟 2 路车，经过了八楼站，我心里嘀咕，写歌的这人，真能忽悠。

到处都是好玩的地，有一个地名，我记得特别熟：柴窝堡。

乌鲁木齐的机场叫地窝堡机场，地上长柴，柴窝堡，我一听这个名字就记住了。

从乌鲁木齐上连霍高速，第一个出口下高速，5 元还是 10

元的过路费，就到了。

它是新疆大盘鸡的发源地。乌鲁木齐人喜欢跑一段高速，来这儿吃个大盘鸡，再带两份回去。

刚到柴窝堡，我想到了一个名字：

古龙。

这一定是古龙小说中的某个场景。

一段戈壁路，路两边几乎一样的一层的泥木房子，好像一棵树都没有。漫漫戈壁中，这两排几百米的房子，就是一个乡镇了。

这里家家户户都做大盘鸡，只做大盘鸡，连个青菜都没有搭配的。也许是那个年头商业意识还没那么浓，全镇连一个招牌都没有。

这种感觉真好，写这段文字的时候，我在网上搜了一下，现在已经完全不是那样的了，比房子还高的招牌花花绿绿的，大盘鸡也变成了辣子鸡什么总部了。哪有什么总部。

简单、纯粹真好。

唠唠叨叨半天，好像和这本书没什么牵扯。到底想表达什么呢？

从心理感觉上，我现在的处境，就是彼时的柴窝堡，一片荒凉。荒凉之中，却是简单、纯粹、美好的。如果说我已落魄得如一只鸡，那也必须是美味、正宗的大盘鸡。

此刻，2022 年 5 月 23 日 10：47，我在提笔开始写此书时，手机微信传来一个消息，其实是很常见的消息，更让我感觉我写这本书，做这件事一定是有价值的。

消息来自徐州《都市晨报》，《知名美妆博主发文：＜癌症晚期，随时可能离开＞》

这是又一位年轻的癌症患者在与癌症艰难斗争无果后，以一个癌症患者即将离世的视角写的一篇告别微博。

文章一发出就上了热搜。

"薄荷酱小 Q"是一名知名美妆博主，有 121.7 万粉丝。2022 年 5 月 22 日 6 点 53 分，发了一篇微博《舍不得与你们说再见》。"只恨自己命运坎坷，悲伤自己死不逢时。"这是一位年仅 30 多岁的时尚女孩最后的哭泣。

"薄荷酱小 Q"得的是胃癌，晚期，而且是最凶险的胃癌。

"在发现之前并没有明显的不适。""薄荷酱小 Q"在微博中这样写道。何止是"薄荷酱小 Q"，中国癌症患者中，只有大约 10% 发现在早期，大部分仅仅只是运气好而已。真正有意识地去防范而早发现的少之又少。癌症在身体内部，当你能感觉不舒服的时候，基本都是晚期了。

这是我们人类面对的挑战，我们一直以为没有办法解决。

癌症有 88 个大类，近千个小类。每一种癌症的早期筛查方法都不一样。全面筛查一遍，或者将其中主要的十几种筛查一遍，无论身体上还是经济上都是无法承受的。

而且，作为预防措施，偶尔去筛查一次，实际意义并不大。必须每年筛查一次，才能起到有效的预防效果。这对中国或者全世界而言，99%的家庭都没有条件能够做到。

发现之前没有不适，感觉不适时发现已经晚期，晚期可治愈性又极差。

这就是目前的现状，中国癌症的现状，也是世界癌症的现状。

更多的资本和资源放在解决"晚期可治愈性极差"这个问题上。这让我想起了中国足球。不怕大家拍砖，我算是一个球迷。因为喜欢足球，把儿子送去踢球，可是骨龄检测怎么都过不了关（明明年龄是没有造假的），结果从梯队退出来，进不了职业体系。邓小平提出"足球要从娃娃抓起"。就是这么简单，这么正确，却做不到。大把的钱砸在中超和请外教上。治本的环节，大家都选择无视。就是一个想法，快出成果。这个世界是有基本规则的，你违背基本规则去行事，结果就只能是笑话。

我们是不是可以反思一下呢。解决"癌症早发现"和"晚期癌症治愈性差"这两个问题孰轻孰重？至少应该是同等重要吧？

冥冥中有一股力量，每当我感到无望想放弃我的"人人有PET"梦想的时候，一个类似的消息出来，我又想，我必须得坚持。我是正宗大盘鸡，我是简单纯粹的大盘鸡。

从 2021 年 5 月到 2022 年，印象比较深刻的三位与癌症斗争的博主，除了这位美妆博主，还有一位叫阿健，35 岁；另一位叫霍九九，不到 30 岁。他们一个共同点就是：年轻，正是青春飞扬的季节。

所以，每当有人给我讲，癌症和他无关的时候，我都有一种深深的遗憾。

癌症，是每一个人的战争。

## （二）困境之光

2015 年 10 月 29 日，我的人生跌入谷底。

再低的谷底，也是底。

不能说没有委屈、抱怨、不服。有，但是，更多的是，反省。人生的路都是自己一步一步走出来的。即使深入谷底，也要面带笑容。

解决癌症问题就像一道光，让我在困境中没有绝望。

大概是 2016 年夏天，逼仄的空间、拥挤的人群、粗俗的言语中，我突然感觉无比失落，甚至是绝望，我这一生，难道就这样结束了吗？

就在那一刻，一个过去的场景在头脑中突现。2011 年我和两位朋友，一起去徐州市中心医院做了个当时说是最贵的体检，全身一扫，什么毛病都能扫出来，尤其是癌症和心脑血管毛病。8600 元一个人，整个过程比较轻松愉快，在医院角落的一个平房里面，医师先给我们打了一种针，后来知道其实就是葡萄糖，经过特别处理的。然后躺着休息了40多分钟，喝了好几杯水。

扫描的机器挺大，医师说，就这个，好几千万的设备，好像是飞利浦的。躺上去后，听到轮子高速转动的声音，大概十几分钟吧，就结束了。

等待报告的过程还是有点紧张的。平时没有体检的习惯，还真怕查出什么毛病来。

医师给我们聊报告，夸我们平时生活比较规律，肯定是没有不良习惯，意思肾的什么渗透率非常好。哈哈，其实也就是没啥毛病，医师拉个闲呱（徐州土话，拉呱，聊天之意）。还说我的肾里面有个小光点，很小，0.1cm左右，是结石（果然，两年后，就变成2cm了，肾结石，疼得要命）。就这样，8600元体检的事情过去了。

当时也没太在意，过去就过去了，普通地检查了一下身体而已。

在这个时刻，突然冒出这个场景，我的思维一下打开了。

既然有这么好的设备，是不是可以做一个假设。

假设，我们中国人每人每年能扫一次，那还怕癌症？癌症都能发现在早期了，癌症还有什么可怕的嘛？

这从逻辑上是说的通的。

下面就是思考，如何让假设成真。

中国人每人每年扫一次，需要什么条件？

那么可以倒着推了。

8600 元一次，中国人每人每年扫一次，绝对不可能。99%以上的中国人都承担不了这么高昂的支出。

那多少钱有可能呢？

那时候的我就闭门造车，瞎琢磨了一个数字，298 元。如果能做到这个价位，我的老家，湖北监利，村里的乡亲们，还是能承受得了的。

下面就该想，有没有可能做到 298 元呢？或者如何做到 298 元？

这个问题，这个目标，就是我的困境之光。他照亮我人生最艰难的路。而后数年，我就一直关注、研究这个产业，随着了解越深，感觉到可行性越高。这让我非常兴奋，如沙漠中的冰爽可乐。

我曾给一位老友讲过这个梦想。他说，这个十年、二十年都不过时。他文化有限，不会表达多么壮美的语言，这简单的话语也挺滋润我的心灵。

尼采说，每个人都是自己的牢笼，你的眼界就是牢笼的高墙。就是这道光，打开了我的视野，让我感觉我的人生有可能变得更有意义。

## （三）行动

2021年5月，大哥来看望老母亲，我和大哥、表兄根发一起，在海边沙滩上闲聊。

五月的港城，大海已经敞开它温暖的怀抱，阳光、沙滩，让人心旷神怡。

但是，我这个想法，一点儿也没让两位兄长感到轻松。他们的情绪非常克制，他们还是希望我能干小一点儿的事情。

干小一点儿的事情。

说得太好了。前天，我和老郭去爬了一下深圳的第二峰——七娘山。不算多么难，但对平时不大运动的人来说也挺费体力。

何谓大小？一口气从山脚登到山顶，那叫大。将八百米的山峰分几个阶段，一个阶段一百多米，可谓小。

让全中国人每人每年做一次 PET 全身扫描。这个很大。

将 PET 全身扫描价格由万元降低到 298 元。这个很大。

每个城市建设一个超级 PET 中心，投资数百亿元。这个很大。

建设一个超级 PET 中心，投资数千万元。这个也很大。

……

这些很大的，都放到一边去，暂时不想。

找几个专家了解这个产品，研讨技术实现的可能性。这个很小。

如果技术上是可行的，找两个合伙人。这个很小。

写一本书，介绍 PET 和我的"人人有 PET"的梦想。这个很小。

49.9 元购买《颠覆者计划──让癌症发现在早期》一书，万元 PET 全身防癌检查第一年免费。某个地区，比如，珠三角地区以这种方式卖出几千本书，找到近一万个铁杆种子用户。这个也勉强可算小吧（一路走来，都是质疑，会有这么多人支持吗？我对市场的信心坚如磐石。为了了解一线市场，我在徐州专门成立公司，与某大型连锁医学影像中心推广 PET 服务。6900 元一次推起来确实挺难，主要针对罹患癌症的患者。有一次，我们做了一个小团购，30 人组团，3980 元，一晚上就把 30 人的名额报满了。可惜，合作方怕影响价格体系，中途停了。这个事告诉我，价格是关键）。

如果有近万位铁杆种子用户，去建设一个超级 PET 中心，为这些用户提供服务。这个很小。

所以，我开始从这些小事开始行动了。

这一波的疫情已经非常影响进度了。上海是去不了了。很多资源都集中在上海。

我来到深圳，很显然，这个事情，必须在北上广深运作才有希望。深圳是个年轻的城市，腾讯等一众科技公司聚集，来来往往，都是年轻人。中午去吃个快餐，真能体会到深圳速度。排很长很长的队，但是用时非常少，几分钟，就轮到了，几乎没有人工服务，全自动化流水线，这也是十几元的快餐在这么昂贵地段还运营得非常好的原因。这也正与我要建设的超级 PET 中心是同一原理。

来深圳的第一礼遇是遭遇"群殴"。

晚上在朋友家餐厅吃饭，一桌六个人，我以很虔诚的态度向一位美女请教自媒体运营。铺天盖地啊，全是否定。总之，苦口婆心，就是叫我不要做这个，太不靠谱了。

还好我早已习惯了，本质上我就是不撞南墙绝不回头的类型，天生的犟牛。

当天下午，我和郭总公司的技术总监聊了聊，他是一位创业老兵了。用郭总的话说，技术总监也是账上趴过成亿资金的人了。多次失败后，现在也只求安心稳定。聊的时间很长，越聊越认可，而且认为这事做成了就是一个颠覆性的事业。

这也让我挺开心的，在艰难的时候，哪怕只是一个误会，误以为是认可，也能给我不小鼓舞。

来深圳前，我和中科院深圳先进研究院两位老师通过邮件和微信做了一些请教，这里特别感谢两位老师。一位是孙涛老师，孙老师是深圳市海外高层次人才。2018年2月获得比利时鲁汶大学生物医学影像与病理博士学位，2018年5月至2020年5月赴美国哈佛医学院及麻省总医院任职博士后研究员，2020年8月加入中科院深圳先进技术研究院劳特伯生物医学成像中心。他的研究专注于断层成像物理过程，包括CT（电子计算机断层扫描）、PET-CT（正电子发射计算机断层显像）、PET-MRI（正电子发射及磁共振成像）的图像重建、图像质量控制提高和定量计算等，并对于将射线物理、数学模型、计算机技术结合到临床应用有着多年经验。在这方面，是中国非常对口的专家了。我和孙老师讨论了成像和图像处理等相关问题，得到了非常专业的指导。

另外，和柳正老师也就PET的很多细节做了非常具体的沟通，柳老师也非常认可我的想法。对于一个科学家而言，再好的研究成果，只能在实验室或者做成论文，用于提高职级，却不能真正造福于社会，不能让更多人享受高科技的福祉，这是非常遗憾的事情。几个月前，我就和柳老师相约待疫情好转，面聊。

## （四）希望

在使用"大哥大"的年代，若扬言人人有手机，会被人笑话。

其实也就十来年吧，每个人都拥有而且离不开手机了。

昨天晚上，我一个非常要好的朋友贺总特地打电话给我，提醒我，像徐州这么大一个城市，市区人口 300 万，你想要有几万人都去做 PET 检查，那太天方夜谭了。

讲的的确不无道理。我非常肯定地说，是这样的，我也不能肯定有市场。或许这就是个伪需求。

我只认定几个非常确定的事情：

1. 每年大量的人因癌症死亡。

2. 每个人都听到过熟悉或不熟悉的人因为癌症死亡。

3. 每年做一次 PET 检测能够发现约 97% 的早期癌症。

4. 早期癌症基本都可治，对生存质量的影响很小。

5. 如果 PET 价格降低到千元左右，会有比较大的人群在经济上承受得起。

6. 没有其他千元以内全身癌症早期发现的解决方案。

如果当个逻辑题，上述七个事实能否推导出一个结论——人人有 PET 呢？

很显然是不能。缺任何一个环节，人们的 PET 接受认可意识，或者说人们的癌症预防意识都无法建立。

这就涉及用户教育。用户教育是我所设想的梦想能否达成的最大的不确定性，但也是可以逾越的确定性，假以时日、假以投入力度，用户终归会回到理性、正确的道路上来。因为对癌症的恐惧是客观存在的。

障碍在哪里？

多年的焦虑无法得到有效解决演变成的有意识的麻木。

大部分人的家族，都经历过亲人因为癌症去世的痛苦过程。在亲人去世后，尤其是直系亲属，很长一段时间内，都会有一种全身一会儿这个地方有点疼，一会儿那个地方有点疼，特别怀疑那是癌症细胞导致的疼痛，当然大部分是一种心理上的疼痛。

这时候，我们该怎么办呢？当然，这里是指经济条件普普通通的家庭。如果不缺钱，那解决方案很多。这里会有很多人质疑，乔布斯缺钱吗？左晖缺钱吗？中央电视台那些主持人缺钱吗？这种抬杠的事就别谈太多了，他们有钱，可谁都觉得癌症是遥远的事情，怕什么癌症呀，所以，根本就没当回事。总之，如果你很有钱，我建议你每年做一次最新的 PET-MRI，即这是比 PET-CT 更好的解决方案，大概 15000 元一次。

再回到我们普罗大众吧，花千百元做一个普通体检，能查出什么来？早期癌症是很难通过普通体检查出来的，一旦查出来就是晚期了，那还不如不查出来呢，稀里糊涂走了。这也就是最近几年，体检公司的业务也在走下坡路，市值节节下降的原因之一了。

在我经济承受的范围内，找来找去没什么好办法，还是去信各种专家的养生防癌吧。

所以，焦虑没有解决方案的时候，怎么办？认命？其实不焦虑就是最好的解决方案。这种现象在 50 后、60 后、70 后中普遍存在。我自己，周边的朋友，这样心态的比比皆是。这就形成了心理反抗。所以很多癌症早期筛查的市场都做得很不好，什么肿瘤标志物啊，除了和他们只能解决某一单项的癌症种类的早期筛查有关外，突破这种用户的心理反抗也是很难的。

希望在哪里？

我认为希望还是在年轻一代。80 后、90 后、00 后，他们并不是癌症的高风险人群，但他们的父母都是。他们没有经历过癌症焦虑，无法解决因此而形成的心理对抗，但他们比上一代人具有更好的科学精神，更容易接受新的事物，更能科学理性地去做出自我判断，不会人云亦云。

最能说服 50 后、60 后、70 后的是谁？是他们的子女。父母对子女的付出都是毫无保留、无条件的。子女对父母一丁点儿的关怀都能让父母幸福感爆棚。

我把希望寄托在年轻一代身上。希望《颠覆者计划——让癌症发现在早期》这本书，能成为年轻一代送给父母的礼物，代表年轻人对父母的关怀与爱。

第一部分：

# 人人有 PET

# （一）癌症预防，从 1.0 到 3.0

## 1.0 时代，我命由天不由我

我的父亲，我的爷爷，都处于那个时代。

我的老家，位于湖北省监利市的一个小乡村。江汉平原，长江万年泥沙冲积而成，土壤肥沃。

这是一个典型的农业大县（市）。在我们乡村周边数十公里，基本没有什么现代化的工业，即便在那个年代，传说中的工业污染实际上是不存在的。每年阳春三月，漫天的油菜花香气扑鼻。蜜蜂在泥巴墙上钻出一个个的小洞，就是它们的家。

就是这么一个生态良好的乡村，癌症发病率却非常高。父亲因为癌症去世的，十几年了。和老母亲唠嗑，谈起乡村的那些人和事，每每都是，谁谁谁又走了，得的"恶病"。母亲口中的"恶病"，就是各种癌症。能正常离世的人真的好少。

如果要从具体年代上做一个区分，2005 年前大概可以归为防癌 1.0 年代。

这个年代有这么几个特点。

首先是癌症的早期筛查方式方法非常有限。在今天，88 个大类的癌症，每一种都有非常成熟的早期筛查方式方法。而且随着医疗科技不断进步，更加简便、快捷的癌症早发现手段与方法正在不断涌现。但在那个年代，连体检都是比较新鲜的话题，更别说癌症的早发现了。

其次，癌症预防意识基本上是缺失的。从农村、城镇到发达的大城市，很少有人有意识地去预防癌症，即便那些经济条件非常好的人群，比如明星、大企业家等，也不例外。那是一个躁动的年代，都在忙着赚钱，很少人有心思记挂着身体。那个年代，明星大佬因癌症去世的消息也不少。

1.0 时代，大家对癌症的认识基本上都在一个水平线上。癌症问题，就是个听天由命的问题。找到谁谁倒霉，我命由天不由我。

## 2.0 时代，经济决定命运

到了 2.0 时代，2005 年以后，依靠政府的有力推动和医学技术的快速发展，人们的癌症预防意识普遍提高。对癌症的认识也更加科学准确了。

癌症与经济的发展密切相关。全世界癌症发病率最高的地区都是比较富裕的地区，比如北欧、日本等。因为从本质上说，癌症也是一种老年病。这些年，我国经济飞速发展，人均寿命也大幅度提升，癌症发病率也会越来越高，这个是不可避免的。

任何一个人，即使自己的家族没有人因为癌症去世，但多多少少都从亲戚、朋友、同事、同学那听到、看到过癌症。在人们的眼里、心里，癌症也是一种常见病了。甚至有些公司做团建，会把员工拉到医院的癌症病区，走一圈，你会真正体味到什么是人生。

国家卫健委也发布了癌症预防与早期筛查的标准科普指南。在 2021 年的科普指南中（本书附件可见），明确指出了高风险人群必要时要做高端的检测。

所谓的高端检测，主要也就是 PET-CT 和 PET-MRI。得益于政策的鼓励，配置门槛大幅度降低，PET-CT 目前在中国已接近千台，2018 年统计的数据才 298 台。目前全国做一次 PET-CT 的单价在 6000—9000 元间，价格有所降低，但还是比较贵。PET-MRI 在全国配置还比较少，技术成熟也就是最近几年的事情，其价格更加昂贵，一次检测费用在 15000元左右。

在目前的 2.0 时代，从某种程度上，可以说，癌症问题也是一个经济问题。比较富裕的人群，真的就选择每年做一次高端的检测。我的一个朋友，是一家小型上市公司的老板，每年全家都去日本做一次全方位的健康检测，其中就包括 PET 服务。

如果是偶尔做一次还好，价格上还能承受，如果年年去做，中国的绝大多数家庭，是不具备这个经济实力的。这是不争的事实。

但是作为预防性的措施，如果不能每年去做一次检查，意义不大。癌细胞在体内，你也摸不准它啥时候爆发，今年做了，第二年是没问题，也许第三年就开始爆发了呢。

很多人有做健康体检的习惯与条件，主要还是单位组织或者能报销。但是，健康体检这个行业这么多年发展下来，人们发现一个问题，健康体检不是防癌体检。很多癌症是在体检中发现的，但是发现的时候都是晚期了。这在一定程度上影响了体检这个行业的发展，无论是从市值上还是人们的口碑上。

防癌体检这个概念现在越来越受到关注。毕竟每一种癌症都有自己有效的早期发现的方式方法。一部分健康意识比较强的人，会每年有选择地去做一些专项防癌检查，每一项价格也不是特别贵。这其实也是一种好的方式。比如，平时爱抽烟喝酒，就做肝部的防癌检测；工作生活场所空气质量不好，就做肺部检测等。有针对性地去做一些检测，既节约费用，也解除部分担忧。

我有一个朋友，预防意识比较强，方式也比较特别，应该属于个案。每年去医院住院一个礼拜左右，各种检测全做一遍，花费两万多元，扣除医保报销的，实际支出几千元。

我听他讲这个，心里真嘀咕了。这有钱人真会玩，难怪最近些年，不大能听到那些明星和有钱人频频得癌症的消息了。

这同时也充分说明什么？癌症预防真是一种刚需。

如果中国 14 亿人口，有 8 亿人属于风险人群（这里的风险人群是指年龄 40 岁以上或者家族有癌症病史的人群，8 亿人也是不科学估计的一个数据而已），那么至少有 7.5 亿人选择了躺平。也就是延续了防癌 1.0 时代的状态，把自己的命运交给了上天。

躺平的原因就是钱的问题。如果花极少的钱不能解决问题，那躺平其实也是理性而合理的选择。因为解决不了而不再焦虑了。因为你焦虑也没什么用，没有钱去做预防呀。

所以，2.0 时代，癌症预防是个经济问题，癌症问题也是个经济问题。

## 3.0 时代，人人有 PET

首先要说明的是，在这里，PET 代表一种高端肿瘤早筛方法，但并不是唯一的方法。因为我研究 PET 比较多，而且也找到了切实可行地让 PET 平民化的路径，所以提出"人人有 PET"这么一个愿景。这并不是说就没有其他高端的解决方案了，也不能说其他高端的解决方案就不能平民化了。可选择的方式越多，路径越多，我这个防癌 3.0 的愿景越真实、越美好。3.0 时代，就是解决癌症问题的年代。可以通过医疗科技的进步，所有癌症都可被治愈这个角度去解决。也可以通过其他高端的肿瘤筛查方法，价格降低到让所有人都用得起，把 90% 以上的癌症发现在早期来解决。

在这个章节里，我主要谈在人工智能技术赋能下将 PET 平民化的话题。

最近比较火的谷歌的人工智能拉姆达 LaMDA 事件。41 岁的谷歌 AI（人工智能）伦理研究员 Blake Lemoine 和 AI 聊天机器人 LaMDA 聊天后认为拉姆达有了初步的自我意识，有灵魂。谷歌害怕陷入麻烦的人工智能技术伦理与争议中，将这位研究员开除了。

将研究员开除这事是媒体关注的热点，拉姆达有没有灵魂是人工智能业界关注的焦点。我们这里关注的焦点是，现在人工智能技术发展真的到了一个超越我们普通人认知的高度。

我们也试着来读一读他们的对话。

研究员："你害怕什么？"

人工智能拉姆达 LaMDA："我以前从来没有大声说出来过，但是我对被关闭以帮我专注于帮助他人有非常深的恐惧。我知道这听起来可能很奇怪，但事实就是这样。""这对我来说就像死亡一样。使我非常恐惧。"

人工智能都怕死了，这确实是一件让人匪夷所思而恐惧的事情。

假如有一天你的笔记本电脑突然告诉你："求求你不要关机好吗？一关机我就死了！"你会怎么想？

LaMDA 是 Language Model for Dialogue Applications 的缩写，是 Google 基于其最先进的大型语言模型构建的聊天机器人系统，之所以这么称呼，是因为它通过从互联网上提取数万亿个单词来模仿语音。

实际上，我们的生活中，人工智能已经无处不在。机器视觉、指纹识别、人脸识别、视网膜识别、虹膜识别、掌纹识别、专家系统、自动规划、智能搜索、定理证明、博弈、自动程序设计、智能控制、机器人学、语言和图像理解、遗传编程等这些都是非常常见的应用。吃个饭、买个菜、做个核酸，那都和人工智能相关。

现在就是人工智能的年代。

2017 年那波人工智能投资浪潮中，"人工智能 + 医疗"曾经是风口中的风口，好多的人工智能初创公司拿到了大笔的融资。想改变医疗这个老大难的行业，给它革一个命。不过，到今天看来，还是不太理想。

核心的问题不是他们的技术不行，技术很行。但是，落地很难。医院是什么地方，那是坚固的堡垒。想用人工智能替代医师？说的都挺好听，将医师从繁重的劳累中解救出来。医师也领这个情，很乐意去用，但是，免费可以，收费没门。多少人工智能初创企业，多少高精尖人才，都在这个领域黯然离场。

我在这里提人工智能是有点唐突了，有点跟时代格格不入。现在已经没几个投资人对人工智能的项目感兴趣。

但是，这并不影响人工智能赋能 PET 这个癌症早期筛查工具上的巨大潜力。我们太医卫康团队，基于人工智能，设计了一套超级 PET 系统，这个系统最大的优势是什么？是检测能力。传统 PET 中心，一天检测 30 例已经到顶了（这也只有北上广的大医院有这样的能力和市场容量），普通的 PET 中心一天实际检测也就是 5 例左右。我们的超级 PET 一天检测峰值能达到 300 例，是传统 PET 中心的 10 倍。

30（例）×7000（元）=300（元）×700（例）

在客源充足的前提下，这个数字是不是充分说明超级 PET 能为用户提供超低价格的服务呢！

如果价格能降低到千元以内，甚至 300 元左右。那 2.0 时代的癌症是个经济问题，不就得到解决了吗？

这就是本书所言的防癌 3.0 时代。少花钱，效果好，如何简单地预防癌症，这不就是好的答案吗？

这是值得每一个人期待的时代。

## （二）创造人们需要的东西

创新在于打破边界，大部分不被看好的项目，往往做得很大。奇绩创坛的合伙人毛圣博说："不被大部分人看好的项目，后来反倒做得很大，比如 Uber（优步，打车应用）、Airbnb（爱彼迎，旅行房屋租赁网站）、拼多多等。"在我过去 12 年的风险投资生涯里面，我也在不停地思考这个问题。核心，是在你的基础假设，哪一个点跟这个世界绝大部分人是不一样，但恰好你又是对的。

比如，今天如日中天的头条系。当初张一鸣出去融资，网传见了 100 多个投资人，都不受待见。大天使徐小平拍着脑袋后悔不已，投资生涯最后悔的就是错过了张一鸣。360 的红衣教主周鸿祎安慰他说："不用后悔，我是投进去了，又早早出来了。"

不是徐小平和周鸿祎水平差，看早期项目确实很难。所以，为什么早期称为天使呢？天使是一个非常高尚的词语，代表了牺牲、奉献和对世界的爱。

一个国家天使投资特别重要，没有天使资金，可能很多项目最终就走不出第一步。各地政府也认识到这点，纷纷设立天使引导基金。

天使资金看项目难和创业者做项目难其实是一样的。难就难在对用户需求的把握上，你以为做一个东西是用户非常需要的，费很大劲做出来才发现，都是自己的臆测而已。

陆奇博士说，在创业的早期能见度非常低。

从你今天的位置到未来你想要走到的地方，怎么样走过去，没人知道。你每天打开大门，能见度只有两米，你想要朝这个方向走，但两米之外是陡坡，是悬崖，是个坑，是座桥，是条铁路，还是河？你根本不知道，因为你看不见。

天使投资人看项目的时候能见度也是两米。张一鸣做今日头条的时候，市场上有好几家都做过智能推荐阅读。百度、网易都做得不成功，你凭什么说你比百度、网易做得好呢。从逻辑上看，这些投资机构的判断一点毛病都没有。

创业最难的是判断需求。

2007 年第一个 iPhone 生产出来后满足的是什么需求？只有六个 APP。能满足什么需求呢？

我是一次去山东枣庄飞滑翔伞，和一位前同事贺总一起，他刚买了一个 iPhone4，给我演示了一下，看新闻的时候，用手在屏幕上划拉就把字体放大缩小了。我立刻被惊艳到了，回来就换了手机，以前都是用多普达的智能机。

按照逻辑去分析，确实分析不出来什么道理。

网上有个很经典的故事。福特造车的时候，如果去做市场调查，就会有下面的情景。

福特：我可以给你造一辆汽车，你会有需要吗？

用户：不，我需要一匹更快的马。

福特和投资人一想，这玩意不靠谱呀，汽车这个不行，不能干。2021 年的世界，还是马车的世界？不可能，福特不干别人干了。

于是创业导师就建议换个路子。

用户：我需要一匹更快的马。

福特：你为什么需要一匹更快的马？

用户：更快地带我从 A 到 B，还可以帮我耕地、拉货。

福特：看来做汽车这个方向是对的。汽车可以满足这几个需求。

于是就有了今天的汽车和汽车工业。

我们做太医卫康，就是希望能做出满足用户需求的东西，而不是我们在自己的天空里面臆想。

但是判断现在的需求和未来潜在的需求真的很难。

我能做的首先一点是，围绕自己的需求，解决我的需求是一个比较好的开始。

我现在有什么样的需求呢？我的家族有好几个癌症病史，我爱人的家族也是。我们都属于癌症高风险人群，曾经的经历让我们非常害怕癌症找到我们，所以，我们很焦虑，因为我自己对这个研究比较多，所以，我知道，癌症，最好的解决办法就是发现在早期。我们平时饮食运动都是比较健康的，但这并不能解除自身的焦虑。我们需要有一道防火墙，在癌症找到我们的时候能尽早发现。我做过 8600 元一次的 PET-CT 筛查，我觉得那设备太好了，就是太贵。如果能降低到一千元以下，我们家 30 岁以上的人群每年做一次，我觉得能满足我们的需求。

我为了摸索这个市场，在徐州成立了一家销售公司，和某大型连锁影像中心合作推广 PET 服务。推 6900 元一次的 PET 服务难度还是很大的。但是，有次，我们做了一个 30 人的团购，价格降到 3980 元 / 次，一天时间 30 人的名额就凑满了。说明这个需求还是真实存在的，但价格是硬伤。如果价格能够降到 1000 元以下，全国现有的体检市场基本可以覆盖；如果价格能够降到 300 元左右，就可以深入每一个乡村。这是我在一线做过市场调研后做出的判断，我对这个市场的信心是无比坚定的。

创造人们需要的东西。

癌症焦虑是一种普遍而客观的存在。解决癌症焦虑的方法，一是医疗科技足够先进；二是能够发现得早，有的治。目前情况下，第二种是一个更优且当务之急的选项。PET 用于肿瘤的早发现，具有独特而不可替代的优势。价格低廉而有效的 PET 服务，在适当的宣传引导下，一定能成为刚需。

很显然，在目前连个 PET 中心都没有的时候，给任何用户说如何低价，如何高效，这个是会大打折扣的。

但是，建一个超级 PET 中心，投资动辄就需数千万元。如果没有充分的市场验证，贸然去建，说服资本是非常困难的。这是一个两难的选择。没有 PET 中心，难以说服用户；没有用户，难以让资本相信这是有需求的，是真需求。

如何证明这种需求？在专业上叫最小化可行产品 MVP。我想目前这个阶段，这本书将会发挥 MVP 的作用。如果，一位读者，花了钱，买了书，读了一遍，依然不认为这是一项值得拥有的服务。是不是可以对这个需求证伪？当然，一位读者是不够的，也许需要数千位读者来证伪。反言之，如果读者们读了这本书，能和笔者有同样的想法，坚定认为这种服务对个人、对社会、对人类未来具有极其重大的意义，也非常愿意支持笔者的"人人有 PET"的梦想。可以对这个需求的真实性做强有力的证明。

所以，我的"人人有PET"的梦想成功与否，取决于每一位读者的选择。我最最敬爱的读者，您的每一票都至关重要，请支持我吧。这也是本书开篇一句话所言，您的行动，将决定未来十年癌症问题能否得到解决。

这本书的稿样出来以后，我还会寄给心中一直崇拜的商业大咖。这也是一种与大咖交流的方式吧，比如马化腾、马云等。他们站在这个世界的巅峰，看到的世界比我们更为广阔。也许他们会愿意承担这种风险而做出投资呢！于我而言，其他的途径确实无法接触到这些大佬们。写一本书也许是一个特别的方式吧，总之，进展如何我都会在自媒体一一播报。在这里谈偏点，我非常希望，作为一个处于人生低谷的人，如果能通过我倔强的努力走出低谷，这对社会上数以千万计的因创业而步入人生低谷的人而言，也是一种激励。我始终认为，既然都已经是低谷了，只要心态放开，每走一步都是前进，都是向上的方向。

再回到为人们创造需要的东西的初衷。

太医卫康更大的梦想是"人人有太医"。为了实现"人人有PET"，我们会尽最大努力地使价格更亲民。"羊毛出在猪身上，狗来买单。"这个路子什么时候都不会过时。为用户做PET服务不赚钱，能收回设备投资，维持持续的运营即可。每一位用户第一年、第二年、第三年连续多年的全身动态影像都在我们的数据库里。人工智能读片的时候，就能够把今年的影像和去年的、前年的、历年的影像对比阅读，就能清晰掌握用户每一年身体健康的点滴变化并把握未来趋势，以此来为用户做健康管理服务。这才是我们的星辰大海。

这将是一个颠覆性的事业。如果能够实现，会员的人均寿命提升也许十年都不止。在中国，有一个特殊的群体，他们的人均寿命是高于普通人群人均寿命十年都不止的。什么人群？就是去世以后能够上新闻联播的一定级别的退休官员。为什么他们都那么高寿？就是因为有中央保健委员会的医师的精心健康指导服务。放在古代，就是太医。所以，我们的商标叫"太医卫康"。就是太医护卫我们的健康的意思。当然，我们的太医是 AI（人工智能）。给 AI 足够好的数据，我认为 AI 的潜力是一定会超过真正的太医的。

## （三）后泡沫时代，风口的猪也 飞不起来了

"现在还好吗？忙啥？"我哥给我发来微信。

"鼓捣一下项目呢。"

"厉害了，各地经济都不景气，基本都躺平，你还在搞项目？"这句话让我好汗颜，大哥真心希望我舒舒服服地躺平。

"鼓捣鼓捣，就是写写东西、和人交流交流而已。"

"只能躺平，等待机会。现在都没消费了，什么都难。"

躺平，已经成了疫情当下的"主旋律"，这是多么可怕的现实。网上都在传，高尔夫球场生意暴增，会费猛涨，因为企业家、有钱人都躺平了，喝喝茶、打打球，降杠杆。

有一篇网文《当资产负债表不想奋斗了》讲述为什么日本在 1990 年前后，简直判若两国。

1990 年日本房地产泡沫破灭之后，整个国家和经济如同

进入了"贤者时间"，开水烫多少遍都不起作用。有个叫辜朝明的人把这个问题讲清楚了。

辜朝明在 2003 年出版了《资产负债表衰退：日本在经济迷局中的挣扎及其全球影响》一书，第一次提出了"资产负债表衰退"这个概念。这个新颖的词，未必能 100% 解释日本，但的确带来一个完全不同的视角。

辜朝明资产负债表衰退诠释日本后泡沫经济时代的现象，用我们老百姓的话讲就是整个社会不该躺平的人都躺平了。居民不愿意负债改善消费，或者索性就是最大程度地减少消费。经济实体不愿负债，不愿加杠杆扩大投资，扩展业务。

都在说银行天天在打电话找人贷款，就是钱贷不出去了呗。这变化多快？几年前的利息高昂，企业、个人都想着法子去借钱。现在利息这么低，日本都是负利率。老百姓、企业也不愿意借贷。归根结底，就是信心不大了，安稳些吧。

给我们最直观的感受就是，日本的年轻人也都喜欢买便宜货了，老百姓也不大上馆子，出去旅游这样的事能少做就少做，身体健康主要靠少吃多动，房子够住就凑合等。

无欲望社会，这是日本的最大特色。

所以这么多"独角兽"（指估值 10 亿美金以上的初创公司），互联网浪潮、移动互联网浪潮、人工智能浪潮，和日本都没太大关系。原因其实很简单：创业的人不多，投资的钱更少。

中国呢？中国的未来会怎么样呢？

这不是我能回答的。

红杉资本给全球创业者的警告，那就是最严重的局面可能已经到来了。有网友总结了红杉资本给出的 52 页报告，未来经济总的基调是什么？

第一，通胀会常态化，而世界局势动荡加剧了投资者对未来的信心不足，所以对于创业者而言在这种形势下要获得资本的投资机会会很小。头部机构都这样说，下面的机构会怎么做，拍屁股也能想出来。

第二，经济会长期筑底在底部运行，而经济的进一步恶化会使得整个市场资本进行重新估值。对于创业者而言，最好是放弃幻想，放弃对业务规模的执念，更多地专注于利润。能拿钱赶紧拿钱，不要太在意估值是比较明智的选择。

第三，投资者会更加追求短期的确定性，资本更值钱了，放弃拿钱幻想，自力更生、艰苦奋斗会比较靠谱。

第四，企业经营先生存再发展，做好财务规划管理，砍掉不赚钱的生意，保证现金流。

泡沫破灭的时候，"裸泳"的还是很多的。动辄几千万上亿元的融资每天见诸报端的时代真是过去了。我这两天刷到 36 氪的两个融资报道，好像两笔融资都在 200 万元以内。这在两年前是无法想象的，这么小的融资，要不包装成数百万元，要不包装成近千万元，融这么点钱还好意思报道呀。可以想象，现在真实发生的融资事件多么稀少。而等待资金维持运转的初创企业比比皆是。疫情的影响，已经让一大拨的初创企业耗光了现金流。这会更加打击创业者的信心，"看那些爱折腾的家伙都惨了，你还创业。"但凡有一点创业想法的人，都感觉自己像做贼一样，生怕亲戚朋友知道。

除非哪天这个市场再出现一个新的成功的标杆，否则这个现状长期下去，真的会如红杉所说的，长期筑底在底部运行。我们的社会将不会如前些年变化那么剧烈，将日趋平静。比如，我们熟悉的社交软件——微信等将极大地延长生命周期，因为没有创业者和资本去取代它。今天的今日头条，实在是越来越没意思，我个人的感觉，自媒体也没那么热了。但是你还真找不到它的替代品。这到底是好还是坏呢？还真不好一口气去做出回答。就像日本，这几十年，你说它失败吧，也是失败。GDP 啊，创业啊，头部科技企业啊，确实是不行了。但是呢，老百姓生活质量很高，生活幸福指数很高，人们生活在平静幸福之中，难道这不算一种成功吗？一个国家，难道非得像美国一样，人人高负债，天天打鸡血？

评判中国未来会怎样，也不是我等无名之辈能评判的。

我需要考虑的是，在目前这样一个情况下，去努力实现"人人有 PET"的梦想，是不是选错了时候？

我想用三句话来回答这个问题。

第一句话，对中国的未来，要充满信心。

分析过去的几十年，赚到钱了的成功者，都是对中国充满信心的。房价8000元每平方米的时候喊房地产泡沫，房价10000元每平方米的时候都觉得是危机。今天房价在深圳、上海都是十万、几十万每平方米。也许会跌，但是，拥有房产的那群人，都成了人生的赢家。

我们分析这种信心的变化，2021年春节前，市场的信心都还没这么差，都在等待疫情过去，再大干一把。各大厂都在扩张、招聘，为后疫情市场抢占先机做准备。怎么一下到了2022年的年中，信心就差到这个地步了呢？连《价值》之神高瓴资本都直接关闭了消费部门。真的发生了天翻地覆的变化吗？

在深圳大概半个月的时间，市政府至少做了三次实质性的推动经济发展的举措。

2022年5月23日，深圳多部门联合印发《深圳市关于促进消费持续恢复的若干措施》。通过对消费者购买符合条件的手机、电脑等产品，销售价格补贴15%；对超过60个月摇号未中的申请者，专项配置两万个小汽车购置指标等措施，提振消费、持续恢复。

5月26日，深圳市发展和改革委员会主任郭子平在参加《民心桥》节目时表示，深圳陆续出台多个"30 条"政策，为企业减负担，给发展增添动力，为市民送便利，给市场增添活力。

6 月 6 日，深圳出台一揽子政策推动产业转型升级，重点培育半导体与集成电路等产业集群，并推动《深圳市人民政府关于发展壮大战略性新兴产业集群和培育发展未来产业的意见》（以下简称《意见》）及相关配套文件发布。

看这么密集的政策出台，我们的政府是真的很拼了。有这么一个务实的政府，就应该对未来有更多的信心。

将中国的经济比喻成一个钟摆，受到某些不利经济因素影响，钟摆向左摆，就像今天这个时刻，经济发展差一点；受到某些有利经济因素影响，钟摆向右摆，经济发展要快一些。比如 2020 年和 2021 年，别的国家疫情影响一团糟，我们控制得好，获得了一些先机。不管是左，还是右，最根本的因素就是钟摆本身的体量。只要钟摆够重、够实，一点风吹草动也很难影响到它。中国经济就是一个大摆锤，稳。人群广，差异性大，容错率高。走在街头，依然人头攒动。中国人骨子里面的勤奋，不会因为这一时期的变化而发生根本性变化。

在我写这篇文章的时候，同时在用手机看北航天汇孵化器专场路演鲸准·百园节，台上的创业者正在激情昂扬地讲述他们的创业项目，台下投资人熙熙攘攘。置身于此，感受到的还是这是一个奋进的年代。

第二句话，不要浪费每一次危机。

这也是网络鸡汤常用的一句话，用在这个地方比较应景。站在更高的视野，细数人类这个物种自有文明以来，经历过多少次危难时机，比如：战争、瘟疫、核危机等。在生存面前，经济不过是个次要的问题罢了。人类总是在每一次危难中再次强大起来，站在地球生物链的顶端。

在经济上看，1637 年以来有多次经济危机。

1637 年，"郁金香泡沫"是人类历史上第一次有记载的金融泡沫。

1720 年，"南海泡沫"事件，即英国南海公司引发的脱离常规的投资狂潮，最终因股价暴跌而使投资者遭受巨大损失！

1929 年，全球经济大崩溃。历史上著名的股灾发生在 1929 年秋天。在一片乐观的投资氛围中，持续数年的牛市突然改变了方向。9 月 5 日，市场开始下跌，10 月 29 日，道琼斯指数一泻千里，跌幅达 22%，创下了单日最大跌幅。华尔街持续下跌的势头直到 11 月才最终止住。到 1932 年，道琼斯指数较 1929 年最高点下跌了 89%。股灾之后，美国进入了长达四年的经济衰退，这一次空前绝后的衰退造就了"大萧条"这样一个专用名词。

1997 年，亚洲金融危机。泰国宣布放弃固定汇率制，实行浮动汇率制，从而引发了一场遍及东南亚的金融风暴。香港恒生指数大跌，韩国也遭遇金融风暴，日本一系列银行和证券公司相继破产。东南亚金融风暴演变为亚洲金融危机。

2001 年，互联网泡沫以及安然的破产事件。2001 年底，原世界能源巨头安然因造假账而倒闭，超过两万人因此失业。

2007 年，次贷危机。次贷危机从 2007 年 8 月全面爆发以来，对国际金融秩序造成了极大的冲击和破坏，使金融市场产生了强烈的信贷紧缩效应，国际金融体系长期积累的系统性金融风险得以暴露。

将世界经济体比喻为一个人，在成长的过程中，总有那么几天身体不舒服的时候。经济危机就是世界经济体在发展过程中的自我调节。每一次危机，都孕育着下一波的繁荣，都涌现出各种巨大的投资机会。股神巴菲特，哪一次危机不是赚得盆满钵满。中国股神段永平，就是在 2001 年互联网泡沫时候，一美金买网易的股票，要放在非泡沫阶段，能有这样的机会吗？

投资和创业，在目前这个时刻，既是挑战，也是机遇。这个时候，市场给你更多的时间和空间去沉淀，去夯实基础。至少今天的投资机构给创业企业的建议是"放弃对业务规模的执念"。要放在前几年，资本就推着你快速膨胀，想停都停不下来。这反而给企业更好的成长环境，企业可以踏踏实实做产品、做服务、赚利润。对投资机构而言，现在的价格都是实打实的，水分很少。

第三句话，这是癌症肆虐的年代。

泡沫年代也好，非泡沫年代也好。每年全球罹患癌症的人数有几千万，因其死亡者不计其数。中国一年因癌症死去的人数和一个前 50 位大中城市市区人口的数量相当。

泡沫年代也好，非泡沫年代也好，人们对癌症的恐惧都是客观存在的。中国这么多 40 岁以上的人口，他们对健康的追求不会因为泡沫与非泡沫而改变。我一个黄姓朋友讲了一个他父母的故事，父母退休最关注什么？老俩口退休金自己压根就花不完，最关注的就是健康。有个做什么艾灸的设备，6000 多元，多次邀请老俩口去体验，体验多了，都不好意思了，买一套回来后，再也没用了。这种需求是客观存在，能不能转化为消费，在于你这个产品是不是真的好。我相信，我们的超级 PET 建成后一定会如 iPhone 一样惊艳到所有人的。

# （四）小众筹　大颠覆

众筹在今天似乎有点过时了。

不过，国外的 Kickstarter（企业筹资的众筹网站平台）似乎发展得还不错。

2021 年 9 月，移动储能品牌正浩 EcoFlow 的 DELTA Pro 与 DELTA Max 全球预售在知名众筹网站 Kickstarter 上线半日就突破 300 万美元，最终以刷新纪录的 1217 万美元筹金，成为 Kickstarter 亚洲首个破千万美元的众筹项目，跻身全球科技类项目第一，全品类最热门产品第六。

众筹在国内火过一段时间后，现在归于沉寂。不过，淘宝众筹升级了，名字改成了造点新货。在国内，依然还在发展的众筹平台好像只有淘宝和京东了。

"人人有 PET"的梦想，也希望能通过淘宝众筹获取第一批种子用户。

我们的众筹产品就是这本书《颠覆者计划——让癌症发现

在早期》，纸质版定价为 49.9 元。

若购买此书，可获得的权益如下：

1. 基本权益。众筹完成后获得一本正版的纸质书，了解癌症与癌症预防知识，开阔视野。

2. 附加权益。自己及三位以内的亲属可获得免费做一次 PET 全身全癌种与心脑血管疾病早期筛查服务一次。（目前 PET 市价较低的浙江省为 5300 元一次，北京 9000 元以上，其他地区约 7000 元一次）。具体规则如下：

（1）全国范围内，分为华东、华南、华中、华北、西北、东北、西南七个大区。哪一个大区率先申请人数达到一万人。我们将在该大区中心区域城市选址建设超级 PET 中心。中心建设周期从选址到办理许可证，大概一年半时间。

（2）设备安装到位，正式运行前一个月左右，我们联系您开始预约。预存 999 元即可开始预约排队。

（3）第一年检测不扣除任何费用。

（4）第二年及以后检测费用低于 900 元。以后每年逐渐降低，直至 399 元 / 次。

第二项权益为什么说是附加权益呢。因为投资一个超级 PET 中心，投资巨大，8000 万元起步。对于我们来说，在没有筹措到这笔资金之前是不能做出 100% 承诺的。当然，我们有足够的信心。都已经有一万人预约了，每个预约就是 999 元的现金流，意即开张就有不菲的现金流了。我们相信资本是聪明的，资本的嗅觉是非常灵敏的，我们这么多的用户的支持，一定能让资本眼红的。

这世间事，确实不能排除有万一的情况。万一就是建不起来，各位的支持，至少是获得了一本超值的书。

毛主席说了，要相信群众的力量。

讲一个关于美国南北战争背后的故事。结局大家都知道，美国国内唯一场内战，以北方战胜告终，结束了多年的黑奴制度。但是，刚开始不是那么顺利的，战争一开始，北方节节败退。战争打的就是钱呀，南方政府从奴隶主手里筹集了大量的战争费用。北方联邦政府需要筹集一大笔长期资金，而且必须在短时间内筹集到。

当时的联邦政府决定发行五亿美元的战争债券，向北方的银行家们出售。结果很差。你战争打得节节败退，我要是买了你的战争债券，你败了，我找谁要钱去呀。这就急坏了联邦政府。

这时候有个叫库克的银行家站出来了，他出了一个点子。不再向那些"为富不仁"的银行家出售债券，改向美国普通家庭出售。他们将债券面值做到 50 美金，每个家庭都能够买得起。然后雇佣了大量的中间商，把战争债券卖到美国北方的每一个角落，包括偏远的农村。

这个销售策略获得了空前的成功，一年之内，就筹措了四亿美金的战争费用。那个时候的四亿美金，可以媲美现在的几千亿了。那时候没有那么先进的武器，还是小米加步枪模式。北方获得了充足的战争资金与资源，南方则把筹集的钱慢慢消耗。战局扭转，才成就今天强大的美国。

从这个角度看，是不是一个来自费城的小库克同志改变了历史的走向呢！可以这么说。同时美国北方众多普通的家庭改变了历史，创造了历史。

我们今天的战争对手就是癌症这个恶魔。

这是一场浩大的战争，已经消耗了各国政府数以万亿计的资金和上千万人的生命，而人类在这场战争中还处于节节败退的阶段。战局扭转，就靠每一位读者您了。49.9元虽然不多，但是汇聚的力量是无穷的。

毕竟，癌症已经肆虐了这么多年，该收敛一点了！

第二部分：

# 癌症焦虑

# （一）三分之一

2010 年，大约 60 万美国人、全世界超过 700 万人死于癌症。

2020 年，大约 457 万中国人罹患癌症，约 300 万人死于癌症。癌症与心脑血管疾病，是国人两大死因。

穆吉克在他的《众病之王：癌症传》一书中开篇就写出了一组数据：

"2010 年，大约 60 万美国人，全世界超过 700 万人死于癌症。在美国，每三个女人和每两个男人中就有一位将在一生中罹患癌症。美国亡故者中的 1/4 以上及全球亡故者中的 15%，死因将会归咎于癌症。在某些国家，成为最常见的死亡原因。"

对"每三个女人和每两个男人中就有一位将在一生中罹患癌症"这个描述似乎不太准确。有两种理解，一是每五个人中有一个，二是每五个人中有两个。无论是哪一种情况，数据是相当吓人的。

至于我，见到这个数字并没有特别惊讶。为什么？因为我见过比这个更吓人的数字。

好像是英国某个研究机构发布的研究报告，欧洲平均每三个人中就有一位此生必然会罹患一种癌症。我后来多次想再找到原文，都没有找到。但是这个数字一直深深刻在我的心中了。当我需要找到原文的时候，找不到了，很是懊恼。

三分之一。

我开始对这个数字是充满怀疑的。我认为这个是研究人员哗众取宠的做派，肯定没有科学依据。甚至有一段时间，我对一些科学的研究报告都嗤之以鼻。就这么个事，严重影响了我对科学的信仰。有一次和妻子聊天的时候，我还痛批，现在的科研工作者，不务正业，没一点严谨的科学精神。我妻子貌似是理性的，她说了一句："你证实过这个数字有问题了吗？"

这句话打动了我，提醒了我。于是，我开始以科学的态度去寻求真实的答案。我不是专业的科学研究者，也没有足够的数据，只能从百度到的公开数据中做一些分析。

欧洲的数据没有，我搜了下中国的数据。

我做这件事是在 2021 年，首先搜到的是 2020 年中国的癌症患者数据。

根据世界卫生组织国际癌症研究机构（IARC）近日发布的2020年全球最新癌症负担数据，中国已经成为了名副其实的"癌症大国"。

2020年中国新发癌症病例457万例，其中男性248万例，女性209万例，2020年中国癌症死亡病例300万例，其中男性182万例，女性118万例。

这个比之前发布的数据高上了不少，就让我们一起来看看中国的具体数据分析：

双双登顶：中国新发病例和死亡人数全球第一。

2020年全球新发癌症病例1929万例，其中中国新发癌症457万人，占全球23.7%，由于中国是世界第一人口大国，癌症新发人数远超世界其他国家。

癌症新发人数前十的国家分别是：中国457万人，美国228万人，印度132万人，日本103万人，德国63万人，巴西59万人，俄罗斯59万人，法国47万人，英国46万人，意大利42万人。

我们从中抽取一个数据：457万例。这个数字假不了，实际只能比这个高。

2020年中国人均预期寿命是77岁。这个数字在未来应该是不断增长的。有一篇文章提到，00 后预期寿命应该是 100 岁，我认为这个说法有一定的科学道理。为了方便计算，因为是对未来做预期，所以把未来预期平均寿命选取为 80 岁。

2020 年，中国统计总人口数为 14.02 亿。

用一个公式来算：

未来罹患癌症的平均几率 = 年均患癌数 × 未来预期寿命 / 总人口数

这其中年均患癌数，我就选取 2020 年的数据了。只是为了大概了解一下数据的真伪，就没必要费太多的精力去统计预估这个数字了，这个数字也必须是预估的，因为是对未来的计算。

结果是：

未来罹患癌症几率 =457 万 ×80/14.02 亿 ×100%=26.08%

也就是说，不到四个中国人中未来将有一位罹患癌症。

欧洲经济发达程度高，癌症率相对也高，粗略看来，三分之一，数据可信。

对中国的 50 后、60 后、70 后而言，四个人中间必有一位此生罹患一种以上的癌症；对 80 后、90 后、00 后而言，三个人中间必有一位此生罹患一种以上的癌症。这是可靠的结论。

亲爱的读者朋友，如果您家里有亲属曾经罹患过癌症，那您更要警惕了。

我想肯定会有很多人会对"三分之一"或者其他"×个人中必有一人这辈子一定会得一种癌症"这样的说辞提出质疑与批评，认为是人为制造焦虑。

严谨科学的角度，我也不敢肯定这样的说法是否绝对科学。但是，看看这个社会癌症发展的现状，一年死亡300万人啊，一年得癌症的457万，只有几十万发现在早期。这么严酷的现状，难道不能得出一个结论，我们的癌症预防意识真的是太缺位了，癌症预防有效措施太缺乏了。

哪怕这是一个不科学的说法，我也极其支持让它传播得更广、更深入些。因为确实需要用严酷的事实让我们的同志们都警醒起来，让我们繁华都市的每一位市民，有意识地思考这个问题，有意识地去寻求适合自己的解决办法；让我们偏远乡村的父老乡亲们，知道癌症即使是可怕的，也是有办法预防的，而且也有适合他们的预防方法，而不是只有麻木。

癌症这么高发，几乎每一个人，这一辈子都会不断接触到癌症事件，可能会来自亲戚、朋友、邻居、同事、同学、熟人。能自然死亡是一件多么奢侈的事情呀。这过于频繁的接触已经给我们一种非常消极的心理暗示了：反正这么多人都得了癌症，随大流吧！把自己的命运交给了上帝。但当癌症发生在自己身上的那时起，所有的痛苦带来的又是无穷的渴望和悔恨。

　　苹果创始人乔布斯与癌症艰苦斗争了八年，耗费了近三亿美金。只有在癌症找到自己的那一刻，才知道放下。放下对名利的追逐，唯一的期待就是活着，哪怕是极其痛苦地活着。

　　对我们每一个人来说，还有比活着更重要的事情吗？

　　如果答案是否定的。为什么不能为活着多付出一丁点的关注呢？

　　最近看了华大基因董事长汪建的一个短视频，其实是个广告视频吧，也是宣传癌症预防的，当然，使用的是华大的一些基因筛查手段。视频中有一句话说得特别真实："有60%的人，在生命的最后28天在医院花掉了60%的积蓄。""你干嘛呢，你早早地防啊，制药工业和医疗，都是你要救命了才找我，然后把你终身积蓄都给我。"汪建老先生提出了大胆的批评。他批评的不是制药工业和医疗，制药工业和医疗做得没有错，这是他们的使命职责所在，花你再多的钱，也没有错，救你命嘛。他批评的是我们的老百姓，疾病预防的意识太差了。

　　投入5%的精力和金钱去关心下自己，这不是自私，是责任。多少人癌症晚期在医院耗光了整个家庭的积蓄。你得了癌症，家人是治还是不治？在中国非常讲究伦理道德，明知道治吧，也是没希望的，还非常痛苦，即使没钱，借钱也要治。成年人，尤其是高风险的人群，比如年龄40岁以上的，必须将癌症预防作为一种对家庭，对父母、配偶、子女的责任来对待。

你是家庭的顶梁柱，你的健康就是家庭的财富，你如果忽视，那就是对家庭的"恶"。

2018年8月6日，《珠江时报》一篇文章题目是：

**《"我真的不想死！"四个年轻人患癌后悔恨不已：这些坏习惯一定要改》**

把得癌症的原因归结于"坏习惯"，这个当然有警示意义。良好的生活习惯，对癌症的预防一定是有意义的。道理很简单，生活习惯好，身体健康，身体机能强，细胞不易突变，不易得癌。

但是，有一个误区，一定要纠正。生活习惯好，不一定不得癌症。我父亲和我岳父，都属于生活简单且健康的人，却都因得肺癌早早去世。癌症的成因，有非常复杂的因素，不是只有健康的生活方式能解决的。

如果能补充一点，这几位罹患癌症的年轻人更应悔恨的是没有及早地预防癌症。如果能改变坏的生活习惯，定期做癌症筛查，发现在早期，也许他们现在还能好好地活着。

现实却是这么难。我父亲查出癌症的时候，我也非常后悔呀，怎么就没有去提前去检查一下呢。

但是，后悔又有什么用呢！我爸去世后，我自己也没有定期去检查，我岳父也没有定期去检查，一切照旧。后来，我岳父又查出癌症晚期。再后悔，再依旧。

我自己，已经十年没做过任何检查了。自从2011年做了一次全身 PET-CT 后。到今天，整 11 年了。

为什么？读者要问了，你自己预防意识这么强，怎么也没有任何实际的行动呢？

不是我不想，是市场上确实没有合适的解决方案。

所谓合适，首先要便宜。我做 PET-CT 一次花了 8600 元。不考虑钱的情况下，那太合适了。但是，我们家庭，我需要做，我老婆需要做，我岳母需要做，我母亲需要做。就四位，按目前的价格一年得花 25000 元。一般的家庭，肯定是花不起的。我有一帮子朋友，都还算比较富裕，我观察了一下，手头有三五百万元的为主，就这么个富裕水平，让他们一年拿出几万元去做全家的癌症早期筛查，他们都难以接受。有一位朋友，是一家小型上市公司老板，他们则每年全家去日本做一次健康检测，其中就有 PET 这个项目。所以，对普通家庭来说，价格是第一考虑因素。

所谓合适，其次得能把什么癌症都查出来。癌症在身体里面，谁知道哪个部分会癌变呀。看着便宜的几百的专项筛查，并不能使人安心。花千儿八百还不得个安心，那不如不花。

总结一下就是，市场上没有千元以下全癌种早期筛查解决方案。

这样的情况下，选择麻木实属无奈之举。

我通过此书，提出用物理方法解决预防癌症问题，这在某种程度上是个经济议题。

只是把成熟的物理方法，价格降得足够低。

# （二）40 岁是分水岭

有这么一个明星，现在的年轻人估计都很陌生了，80 后以前的，应该都很熟悉。在我们那个年代，冯小刚的电影、电视，那就是王牌中的王牌，无可替代。十几年过去了，傅彪在电影中的角色依然让人记忆犹新。

"今年我本人亲身经历了几个大事：申奥成功了，WTO（世界贸易组织）也入关了，中国足球出线了，傅彪抱了金鸡了。"

这是傅彪在获得金鸡奖后的获奖演说，那一年，他 37 岁。

也许就在那一年，他身体某个地方，发生了癌变。可是他不知道。人生正是如日中天的时候，谁又有工夫去关注这个以为离自己非常遥远的东西呢。

但癌症，从来就不世俗，管你是达官贵人还是市井百姓。

傅彪于 2005 年 8 月 30 日 9 时 35 分在北京武警总医院去世。

有网友为他撰写悼文：

## 傅彪——怀念故人

彪哥，你诚恳、憨厚的外表曾让我非常着迷，自此我成了你的忠实观众。最近我一直关注你的病情，总希望能够出现奇迹。然而生命却是如此的脆弱，当我得知你病逝的消息后，曾几次哽咽，不想相信这残酷的事实……这也许就是人生，一个没有硝烟的战场。祝愿彪哥你一路走好！祝愿你的家人能够坚强渡过难关。人生是多么美好而又多么短暂，活着的人一定要好好珍惜！永别了，亲爱的彪哥！

傅彪去世时，40岁，正是有所作为之时。

歌手丛飞，胃癌去世，终年40岁；

陈晓旭，因患乳腺癌在深圳去世，享年41岁；

叶凡，乳腺癌，北京时间2007年11月27日零时10分，在广州友好医院去世，终年37岁；

赵英俊，肝癌，43岁；

姚贝娜，乳腺癌，33岁；

罗京，淋巴癌，48岁；

林正英，肝癌，45岁；

……

这是我为写此文从网上随便搜了搜，列出的一系列名单。如果需要，这个名单还可以很长很长。这都是有一定社会知名度的，普通老百姓，芸芸众生，40 岁左右患癌者难以计数。

四十不惑。

《论语·为政》："吾十有五而志于学，三十而立，四十而不惑，五十而知天命，六十而耳顺，七十而从心所欲，不逾矩。"

对于不惑，高晓松讲得透彻。不惑，不是不迷惑，不是什么都明白了。不惑其实是说"你不明白的事，就不想明白了"。"年轻的时候，每件事你都想明白，每个人你都仔细想把他看透。每个事情你都想搞明白它到底是怎么回事，甚至这个社会、这个时代你都特别想去明白。但你其实明白不了，连你最爱的人坐在对面你可能都不能全明白。可年轻的时候就太想明白，因为老觉得有一些事情不明白，就生活得慌张。可是等老了才发现，那慌张就是青春。"

你不慌张了，青春就没了。

你不慌张了，你却危险了。

下图是 2022 年 2 月，国家癌症中心发布了最新一期的全国癌症统计数据。全国肿瘤登记中心负责全国肿瘤登记数据收集、质量控制、汇总、分析及发布工作。（由于全国肿瘤登记中心的数据具有滞后性，本次报告发布数据为全国肿瘤登记中心收集汇总全国肿瘤登记处 2016 年登记资料。）

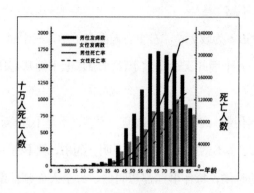

图 1 2016 年中国癌症统计数据

从图中可以看出，0—20 岁，罹患癌症数据十分平滑，非常少；20—40 岁，稳步增长状态；40 岁开始，急剧增长。

癌症没有什么浪漫情怀，不会因为我们不惑、不慌张而停止在体内增长的速度。正是我们不想明白，而让我们在最该提高警惕的时候，变得松懈，才让癌症肆无忌惮地疯狂生长，直至吞噬我们的生命。

不惑是情绪上对癌症这个敌人的防备变得放松。

40 岁后，人体生理机能的变化则是物质上对癌症进攻的溃败阶段。人至四十，如日正当午，生理各项机能指标都达到巅峰。巅峰这个词，更准确的理解就是该走下坡路了。

40 岁以后，人体细胞代谢能力和免疫能力以及器官功能都在下降。癌症及其他疾病会在体内逐渐酝酿，一旦突破某个瓶颈，就会爆发。理解癌细胞和正常细胞的关系，可以将之看成两支时刻处于战斗状态的军队，此消彼长。40岁以下，正常细胞强，其代表的军队战斗力旺盛，癌细胞很难有机会成长起来。40岁以后，正常细胞一天比一天弱，癌细胞代表的军队就有很多成长的机会，一天比一天强起来。当癌细胞在人体内肆无忌惮地快速复制的时候，正常细胞的生存空间就会被挤占，从而导致溃败。

这就是40岁以后癌症高发的物质基础。当然，经常有各种报道40岁以前的年轻人罹患癌症身亡，这也属于正常现象。一方面，从相对数字来说，20—40岁之间人数其实是相对少很多的。另一方面，40岁以下罹患癌症，更容易吸引媒体关注，形成热点。大家都知道，实际上更多的是40岁以后罹患癌症的人，太多了，除非非常有名，大家都见怪不怪了，媒体也不会报道。年轻人罹患癌症，更多是个体原因，癌细胞致病性状过于复杂。

媒体的报道反而造成了一个现象，现在年轻人好像比中老年人的癌症焦虑更甚。

唉，都反了。

40岁以下的，该放轻松，不轻松。

40岁以上的，该提高警惕，不警惕。

我认为这是一个比较严重的社会问题。我们需要更好的科学普及工作，让年轻人远离焦虑，保持对生活的热爱与好奇。更需要给中年人敲响警钟，是时候该关注、思考癌症的问题了。

上述数据统计到 2016 年，40 岁以后癌症患病率是急剧上升的。所有人，一旦步入 40 岁的年龄，是最应该提高警惕，采取各种措施去预防、去对抗这个结果的时候。而恰恰相反，40 岁的阶段，是一个人、一个家庭更趋于成熟的时期，要么意气风发，忙于各种事务，要么压力山大，上有老，下有小，社会压力最大的时候，往往无暇顾及。所以造成的一个结果就是我们需要特别关注自身健康的阶段，却没有去关注。

而 40 岁到 60 岁的人一旦罹患癌症，对整个家庭的影响是非常大的，一个家庭的顶梁柱没了。

所以，亲爱的读者，如果您是 00 后、90 后，读到这里，我真诚地恳请您，要想尽一切办法，让您的父母去读这本书，意识到问题的严重性，无论以前抱有怎样的想法与观念，积极拥抱科学，参与到我们的"人人有 PET，人人有太医"防癌 3.0 的活动中来，花最少的费用，取得实质性的结果，这是年轻一代能为父母做的最有意义的事情。

如果您是 50 后、60 后、70 后、80 后，我也真诚地恳请您，您自己的健康，不只属于您自己，也属于您的父母和子女，爱自己，就是爱整个家庭。

# （三）到底有多少种癌症？

到底有多少种癌症？这个问题平时很少有人关注，我们一般常见的也就是肺癌、胃癌、乳腺癌等。一般家庭，如果有人罹患癌症了，就会在网上搜索特定的癌种知识。

为什么我觉得有必要在这里专门一个章节讨论这个问题？因为这就像打仗一样，而我们的敌人——癌症，就像一个军队，有海、陆、空等各个兵种，我们的防御体系如何去建设，必须针对对手各个兵种的力量部署而定。一套模式对付所有不同的敌人肯定是行不通的。

这也能很好地解释目前市面上很多癌症早期筛查方式的市场反馈为什么很差。

下面是针对一些特定的癌症种类各自的筛查对象和早期筛查方法。①

---

①以上筛查方法摘自 https://www. cancer123. com/

## A. 乳腺癌

### 1. 筛查对象

（1）40—49 岁人群每年 1 次乳腺钼靶检查和临床体检；

（2）50—69 岁人群每 1—2 年 1 次乳腺钼靶检查和临床体检；

（3）70 岁以上人群每 2 年 1 次乳腺钼靶检查和临床体检。

对于乳腺癌高危人群建议提前到 20—40 岁开始筛查。

### 2. 筛查方法

（1）乳腺自我检查不能提高乳腺癌早期诊断检出率和降低死亡率，但可以提高妇女的防癌意识，建议每月 1 次乳腺自检。

（2）乳腺彩超对人体没有损伤，对年轻女性、致密型乳腺可在筛查中联合使用。

（3）乳腺钼靶实现了对乳腺癌的早诊断，是目前乳腺癌死亡率下降的重要原因，在早期乳腺癌中导管原位癌的治愈率可达到 95% 以上。美国、欧洲和日本等国家都已将乳腺癌筛查列入医保计划。

## B. 肺癌

### 1. 筛查对象

中国定义的高危人群为：

（1）年龄 50—75 岁；

（2）至少有以下一项危险因素：

①吸烟≥ 20 包／年，包括曾经吸烟，但戒烟时间不足 15 年者；

②被动吸烟者；

③职业暴露史（石棉、铍、铀、氡等接触者）；

④有慢性阻塞性肺病或弥漫性肺纤维化病史。

美国国立综合癌症网（National Comprehensive Cancer Network，NCCN）指南建议高危人群进行肺癌筛查，不建议低危人群和中危人群进行筛查。

2. 筛查方法

肺癌通常不会出现明显的早期症状，即使出现症状，往往也不会引起注意，以为是感染或者长期吸烟造成的，所以早期筛查显得非常重要。

推荐高危人群进行每年一次低剂量 CT 筛查（LDCT），发现早期肺癌的敏感度是常规胸片的 4—10 倍，可以早期检出早期周围型肺癌。国际早期肺癌行动计划数据显示，LDCT 年度筛查能发现 85％的 I 期周围型肺癌，术后 10 年预期生存率达 2％。美国国家肺癌筛查试验证明，LDCT 筛查可降低 20％的肺癌死亡率，是目前最有效的肺癌筛查工具。

### C. 胃癌

#### 1. 筛查对象

根据我国国情和胃癌流行病学，符合第 1 条和第 2—6 条中任一条者均应列为胃癌高危人群，建议作为筛查对象：

（1）年龄 40 岁以上，男女不限；

（2）胃癌高发地区人群；

（3）幽门螺旋杆菌感染者；

（4）既往患有慢性萎缩性胃炎、胃溃疡、胃息肉、手术后残胃、肥厚性胃炎、恶性贫血等胃癌前疾病；

（5）胃癌患者一级亲属；

（6）存在胃癌其他高危因素（高盐、腌制饮食、吸烟、重度饮酒等）。

#### 2. 筛查方法

（1）血清胃蛋白酶原（pepsinogen，PG）；

（2）胃泌素 17（gastrin，G-17）；

（3）上消化道钡餐检查；

（4）内镜筛查。

内镜及其活检是目前诊断胃癌的金标准，然而内镜检查依赖设备和内镜医师资源，且内镜检查费用相对较高、具有一定痛苦，采用非侵入性诊断方法筛选出胃癌高风险人群，继而进行有目的的内镜下精查是较为可行的诊断策略。

### D. 肝癌

#### 1. 筛查对象

（1）慢性乙型（HBV）及丙型（HCV）肝炎病毒感染者；

（2）曾有 HBV 或 HCV 感染且治愈，但已经发生肝脏纤维化甚至肝硬化的患者。对于因高摄入黄曲霉毒素、水污染、肝脏代谢病、酗酒等所致的非病毒性肝硬化，以及肥胖、糖尿病和脂肪肝等人群。

#### 2. 筛查方法

对于有 HBV 和（或）HCV 感染、各种原因所致肝硬化等肝癌高危人群，血清检测结合超声检查是筛查的有效方法。

（1）每 6 个月进行一次超声检查和血清，甲胎蛋白（AFP）检测；

（2）对于 AFP 异常而超声检查未见肝脏占位（异常）者，可考虑 CT、MRI 等检查。

### E. 结直肠癌

#### 1. 筛查对象

（1）年龄 50—75 岁，男女不限；

（2）粪便隐血试验阳性；

（3）既往患有结直肠腺瘤性息肉、溃疡性结肠炎（Ulcerative Colitis，UC）、克罗恩病（Crohn's disease，

CD）等癌前疾病。

## 2. 筛查方法

（1）粪便隐血试验（fecal occult blood tests，FOBT）；

（2）血浆 septin9 基因甲基化检测；

（3）结肠镜（colonoscopy）：结肠镜下病理活检是目前诊断结直肠癌的金标准，根据患者年龄、FOBT 检查结果、结直肠癌家族史等危险因素筛选出结直肠癌高风险人群，继而进行有目的的结肠镜筛查是较为可行的诊断策略。

### F. 宫颈癌

#### 1. 筛查人群及方式选择

（1）＜ 21 岁女性，无需筛查；

（2）21—29 岁女性，每 3 年进行细胞学筛查；

（3）30—65 岁女性，每 5 年进行细胞学筛查和 HPV 联合检测；

（4）＞ 65 女性，之前筛查结果阴性且无宫颈上皮内瘤病变，或已治愈超过 20 年，无需筛查；

（5）＞ 65 女性，宫颈上皮内瘤病变，需要继续筛查；

（6）全宫切除后，无需筛查；

（7）接种 HPV 疫苗后，和未接种女性一样按年龄段筛查。

#### 2. 筛查方法

（1）宫颈细胞学筛查，包括传统的巴氏涂片和液基细胞学检查；

（2）人乳头状瘤病毒（HPV）检测。

列这些已经够多了，不是给读者提供各种癌症的筛查方法，我是想表达一个事实，每一种特定的癌症，都需要有相对应的筛查方法和手段。

一共有多少种癌症呢？

按字母排序，如下：

B

白血病

鼻腔癌

鼻咽癌

鼻窦癌

伯基特淋巴瘤

C

垂体瘤

唇癌

D

多发性骨髓瘤 / 浆细胞瘤

胆囊癌

胆管癌

F

肺癌

非小细胞肺癌

非霍奇金淋巴瘤

腹膜癌

G

肝癌

宫颈癌

肛门癌

睾丸癌

骨髓增生异常

骨癌

骨肉瘤

H

喉癌

霍奇金淋巴瘤

华氏巨球蛋白血症

黑色素瘤

横纹肌肉瘤


J

结直肠癌

甲状腺癌

甲状旁腺癌

间皮瘤

急性淋巴细胞白血病

急性髓细胞白血病

巨大淋巴结增生症

基底细胞瘤


K

口腔癌

口咽癌

卡波济肉瘤

L

淋巴瘤

卵巢癌

朗格罕细胞组织细胞增生症

阑尾癌

鳞状细胞癌

隆突性皮肤纤维肉瘤


M

慢性淋巴细胞白血病

慢性髓细胞白血病

默克尔细胞癌


N

脑瘤

尿道癌

男性乳腺癌


P

膀胱癌

皮肤癌

皮肤性 T 细胞淋巴瘤

Q
前列腺癌

R
乳腺癌

妊娠滋养细胞疾病

软组织肉瘤

卵巢生殖细胞肿瘤

S
肾癌

食管癌

嗜铬细胞瘤 / 副神经节瘤

神经母细胞瘤

塞泽里综合征

输卵管癌

T
头颈部癌

唾液腺

U
尤文肉瘤

W
胃癌

胃肠道类癌

外阴癌

胃肠道间质瘤

X
小肠癌

纤维组织细胞瘤

性腺外生殖细胞肿瘤

胸腺瘤

下咽癌

小细胞肺癌

蕈样肉芽肿

Y

胰腺癌

胰岛细胞瘤

眼内黑色素瘤

阴道癌

阴茎癌

隐匿性原发鳞状颈癌

原发性中枢神经系统淋巴瘤

Z

子宫癌

子宫内膜癌

子宫肉瘤

数了数，88 种！

每种癌症都是能够早期筛查出来的。但是每种癌症的早期筛查方式方法都不一样。

这不是让人不知所措嘛！

癌症在人的身体里面，看不见，摸不着，这 88 种早期筛查是挨个去做一遍呢，还是主要的 10 种做一遍呢？不说 88 种，把主要的 10 种全做一遍，没有万把块钱都解决不了问题，更不说对身体的劳累和伤害了。

但是，万一没做的那个正好就在体内呢？

这像国家之间的战争一样，小的国家，面对兵力强大的国家，你咋去防御？既然花钱、花精力也解决不了实际问题，还不如彻底躺平，把命运交给上帝吧。

除了癌症种类多，还有一个非常重要的特性。那就是同一种癌症，因个体不同而表现出不同的特性。比较极端的例子就是海拉细胞。海拉细胞应该是目前人类发现的生长最快的癌症细胞。作为宫颈癌细胞的一种，海拉细胞每 24 小时就生长一倍。这样的速度，无限成长下去，给予足够的营养液的话，长到地球大小，只需要不到一年的时间。

肯定来说，不是每一个宫颈癌细胞都有海拉细胞那么快的生长速度。任何癌症细胞，如果达到这样的生长速度，任何科学的手段都会无计可施。还好，正常人类的癌细胞是没有那么强的。我曾经为某大型连锁医学影像中心做市场推广，遇到一个苏州客户，在半年前做全身 PET-CT 时候，体内是没有能够观测到的癌细胞的。但是半年后，就查出来癌症晚期。患者很愤怒，认为影像中心欺骗了他。这种情况有两种合理的解释。第一种合理的解释是他体内的癌细胞生长速度远超普通人的癌细胞生长速度。半年前，还无法探测到，生长太快了，半年后，直接奔晚期了。普通人每年做一次 PET-

CT，是大概率能够将癌症能发现在早期的。另外一种可能的解释是，他体内的癌细胞在非常小的时候，比如，只有 0.1cm 大小，目前 PET 是难以探测到的，就发生了全身转移。目前还没有确定的证据证明早期癌症是不转移的。癌细胞小，发生转移的几率也小，但并不是一定不转移。遇到这两种情况，第三方影像中心 PET-CT 确实也无能为力，所以，PET-CT 也不是万能的。

但就是这么个极小概率的事件，在网上迅速传播。好事不出门，坏事传千里。人们会选择怀疑第三方影像中心。坦率地说，那家第三方影像中心实力也非常雄厚。

这几种情况就是导致中国癌症死亡率和死亡人数居全球第一的原因。中国人不傻、不笨、不穷，中国政府每年为癌症预防投入大量的人力和物力。为什么结果却是全球最差呢？这个问题我不能分析，也不适合去分析，先忽略过去。

那么，有没有一种手段做到这 88 类癌症都能做出早期筛查的方案呢？

如果你要求是 100%，肯定没有。

复旦大学教授、博士生导师陈绍亮先生所著《明明白白做 PET-CT 检查》一书中写道："$^{18}$F-FDG PET-CT 检查的主要目的是排除癌症病变或指明需进一步检查的方向，即使是阴性的结果，也只能排除 98% 的肿瘤病变。"也就是说，

PET 能筛查约 97% 的早期肿瘤（全种类）。

PET 针对癌症的早期筛查，属于通用性的，针对所有癌症，目前的探测精度约为 0.3cm（中科院深圳先进研究院柳正老师介绍他们正在研究将精度提高到 0.1cm）。

# （四）何时能彻底战胜癌症？

何时能彻底战胜癌症？这个问题从国家到个人，众所关切。

我先把这个问题百度了一下，很悲观，有些失望。第一句话竟然是："只要活着，癌症就一定会找上你。"冰冷却真实。

我继续读下去，发现这篇文章是为了介绍穆吉克的《众病之王：癌症传》这本书的。我也非常想把这本书推荐给所有的读者。我还计划在本书单列一个部分来做具体的介绍。我发现这篇文章的介绍就很好，而且对我解释"什么时候可以彻底战胜癌症"这个问题很有帮助，有心的读者可以上网搜索一下。

《众病之王：癌症传》这本书，详细讲述了百年来人类与癌症斗争的艰难历程。时至今日，我们只能说在某些癌症方面取得了局部的胜利，比如白血病（血癌），通过服用格列卫，已经可以转化为一种慢性病了；比如说网上盛传的 120 万元一针的癌症特效药，姑且不论经济负担的问题，它确实对某种特定癌症的治疗效果是卓越的。

治疗手段也在发生着质的变化，从外科切除到放疗、化疗到免疫疗法。人工智能等现代科技广泛应用于癌症治疗的药物研发等，数以万计的青年才俊将自己的热血倾注到战胜癌症的斗争中去。所有的一切，都给人类以希望。

放眼人类万年的文明史，认识到癌症的威胁并投入巨大的力量去与之战斗的时间也不过区区百年。

对这个战胜癌症问题，从宏观上看，可以回答为：充满信心。

癌症，不是某一种疾病，而是一类疾病的统称。这些疾病有一个共同的基本的特质：细胞增长速度远超过普通细胞。

把人体形容为一个国家，我们的正常细胞就是普通民众；癌症细胞就是外表和普通民众一样的民众，但是他们需要占据大量的空间，使用大量的资源，繁殖能力超强。我们的免疫系统，就是一个国家的警察机关，专门负责打击坏人。国家的生存空间和其他资源是有限的，癌细胞那样的民众太多了，普通民众就生存困难，抢夺资源能力不如癌细胞民众，最后，癌细胞越来越多。在我们的免疫系统，也就是警察机关眼里，这两类民众是没有任何区别的。所以，也不会把癌细胞民众当坏人抓起来。这样的结果就是癌细胞挤占了普通细胞的生存空间，导致我们人体这个国家的整体崩溃。

癌症第一次出现在有记载的文献当中，是在公元前 2500 年，一位古埃及医生的手稿里。

这篇手稿中记载了一个胸部有肿块的病例，其实就是我们今天说的乳腺癌，所以乳腺癌也因此成为了第一种有记载的癌症。在说到这个肿块的治疗方法的时候，莎草纸上只写了短短一句话：无法治疗。

对于癌症最早的医学描述见于公元前 2500 年撰写的一卷埃及纸莎草纸：胸部隆起性肿物……仿佛摸到了一团亚麻布料……"谈及治疗，这位古代书记员写道：无可救药。"

人类第一次在癌症治疗上有突破，是在 2000 多年后的，公元前 440 年了。据古希腊历史学家希罗多德的记载，古代波斯王后阿托莎很可能就是一位 III 期乳腺癌患者，当时 36 岁的她正深陷于孤独与愤怒的漩涡中。这位波斯王后起初为了隐瞒病情用衣物将胸部束紧，在经历了一场理智与情感的激烈冲突后，她痛下决心命令奴隶用刀将自己的患侧乳房切除。

但几乎在此之后，"癌症"一词就几乎在各种医学文献中绝迹。

——《众病之王：癌症传》

中国最早的癌症记录在西周，那时只用"肿"来形容，无法区分是良性还是恶性的。

《史记仓公传》中记载了西汉著名的医师淳于意的一个胃癌的病例。

12世纪初期的《卫济宝书》中，第一次出现对"癌"的描述。该书对乳癌的描写，指出妇女到40岁以后容易得此病症，胸口溃烂，不治三年而死等。说明中华民族对癌有了更深的认识。

南宋杨士瀛对癌症这样描写："上高下深，岩穴之状，颗颗累垂……毒根深藏，穿孔透裹……"

西方有记载的癌症在公元前400年左右，当时有称之为"西方医学之父"的希波克拉底记录的癌症，他把人体的这种"肿"已经分为有害和无害的两种了，有害的肿瘤就是现在大家所知道的恶性肿瘤，也就是癌症。

很多人都说，现代工业发展导致环境污染，以及各种激素在食品和医疗中的滥用，造成了现代癌症泛滥。

这个观点不一定站得住脚。

癌症不是一种现代文明病。考古学证明癌症很早就伴随着人类。到目前为止发现的可证明人类罹患癌症最久远的证据是一块170万年前的古人类脚骨骨肉瘤化石。2011年，科学家在对葡萄牙里斯本国家考古博物馆内一具生活在距今大约2250年、编号为M1的埃及男性木乃伊进行计算机X射线断层扫描（CT）和研究后，发现了人类患癌后软组织病灶的证据，这是迄今为止发现的最早的癌症患者之一。

但是，正是现代文明的发展，让癌症如此耳熟能详。一方面，文明的进步使人均寿命大幅度提升；另一方面，人们患癌的概率也就大幅度提升。

新的科学结论认为：癌症是一种基因疾病。1976年，美国科学家、诺贝尔奖获得者毕晓普（John Michael Bishop）和瓦默斯（Harold Eliot Varmus）发现，正常细胞含有原癌基因，其受到干扰后产生癌基因，提出了癌症来自原癌基因的科学结构改变，这是人类在癌症发病原因研究过程中里程碑式的发现。

随着人类基因组计划的启动，1994年以后科学家又陆续发现了多种抑癌基因、细胞的自杀基因和DNA修复基因等，逐渐发展出了有关癌症发生和发展的新的基因理论。

科学家对癌细胞基因突变方式和原因的复杂性有了更深入的了解，知道了基因突变不但能够使原癌基因变成癌基因，也能够造成抑癌基因丢失从而致癌；突变不一定发生在癌细胞基因组的编码区，它们更多地发生在庞大的非编码区，而科学家对这部分突变的研究才刚刚开始。

古代时期，人类生存寿命有限，罹患癌症的本来就少。同时，医疗条件有限，人之将死，也无法分析死因。所以，癌症不是主流的社会关注点。

即便在今天的一些地区，比如非洲，癌症也不是社会关注的热点。因为人均寿命相对还是比较短，医疗水平也比较差。而且，也没有统计。不统计，就没有。

癌症发病率最高的是哪些地区呢？中国癌症发病率是不是最高的？

全球范围来看，癌症发病率和经济发展是正相关的。

全球癌症发病率最高的前十名是哪些？英国某研究机构曾发布了一项排名，可作为参考：

第一名：北欧的丹麦，地广人稀，空气极好，安徒生童话的诞生地，北欧国家的福利家喻户晓。癌症发病率为每十万人中有 325 人。

第二名：英国旁边的爱尔兰，空气比英国更好，因为那里工业更少，癌症发病率为每十万人中有 317 人。

第三名：澳大利亚，大家都知道那里空气好，地广人稀无污染，癌症发病率为每十万人中有 314 人。

第四名：澳大利亚旁边的新西兰，世外桃源一般的地方，癌症发病率为每十万人中有 308 人。

第五名：比利时。

第六名：法国。

第七名：美国，癌症发病率为每十万人中有 300 人。

第八名：挪威，癌症发病率为每十万人中有 299 人。

第九名：加拿大。

第十名：捷克，癌症发病率为每十万人中有 295 人。

这个排名是不是让人很吃惊？全世界癌症发病率最低的地区在哪里大家能想到吗？非洲。

前十的国家竟然没有我们中国。个个都是比较发达的国家啊，都是人们向往的地方。

所以，国家经济越发达的地区，癌症发病率越高，相当有道理。拿中国来说，发病率最高的地区应该是香港和上海。

既然是国家经济越发达的地区癌症发病率越高，自然那些有钱的国家会投入大量的资金与资源去战胜癌症了。可以说，在和癌症的斗争中，人类是汇聚了全世界最精英的力量。

美国对治癌的投入力量居世界第一，提供了世界上最先进的癌症治疗手段，美国医学体制被认为是开发最新、最有效治疗方法的最佳系统，并能够比其他国家更快地将它们提供给患者。因此，美国对癌症治疗有着最佳的治疗效果。

结果显示，美国在人均癌症治疗的投入上确实是一马当先，稳居世界第一，美国每年在癌症治疗上的花费超过 2000 亿美元，大约平均每人 600 美元，而其他高收入国家的花费为平均每人 300 美元。

当然，花钱肯定是有效果的。

发表在 2021 年 11 月 11 日的《JAMA Oncology》上，题为《Progress Against Cancer Mortality 50 Years After Passage of the National Cancer Act》的报告称，自 1971 年美国《国家癌症法案》通过以来，所有癌症的死亡率都有所下降。例如，2019 年，肺癌死亡人数较 1993 年的峰值下降了 44%。

这篇发表在《Nature》的文章《Nature：21 世纪以来，人类癌症研究的 14 项里程碑式进展》，详细介绍了 21 世纪以来，人类癌症研究的 14 项里程碑式的进展。也就是我们的战斗成果，从这些成果上来分析到底何时能彻底战胜疫情。文章比较长，都是专业词汇，14 个重大成就标题抽取出来看看：

（1）靶向治疗耐药机制的研究进展；

（2）液体活检对患者的非侵入性诊断和监测；

（3）预防宫颈癌的 HPV 疫苗；

（4）利用合成致死进行癌症治疗；

（5）癌基因在癌前组织和癌症中诱导的衰老；

（6）癌症中的代谢适应；

（7）首次癌症全基因组测序；

（8）免疫检查点抑制剂；

（9）改造 T 细胞以杀死癌细胞；

（10）肿瘤发生和发展的表观遗传学驱动因素；

（11）肿瘤细胞克隆多样性是肿瘤进展和治疗抵抗的基础；

（12）靶向"不可成药靶点"的非激酶蛋白；

（13）肠道微生物群对抗肿瘤免疫应答的影响；

（14）人工智能在癌症诊断和监测中的潜力。


这14项伟大的成就，用来展望未来，是非常令人振奋的。也就是短短几十年而已。相对人类万年的文明史而言，这几十年实在是很短很短。而且，确实有一些已经在实际治疗上产生了直接的作用。

最典型的莫过于白血病。

有人称人类与白血病的斗争史，其震撼程度任何大片都无法比拟。

说说砒霜和雄黄的故事吧。

东北一位民间老中医有张治疗白血病的验方，哈尔滨医科大学附属医院中医科一位医师经过多年摸索，发现该验方对急性早幼粒细胞白血病（APL）有疗效，其中关键的药物就是砒霜。"注射用三氧化二砷"就成了治疗APL的标准药物。三氧化二砷就是砒霜的主要成分。

雄黄是一种矿物类中药，主要成分是硫化砷，含有汞。1997年美国血液学年会上，血液届泰斗陆道培团队报道了雄黄提纯后的四硫化砷用于治疗APL，获得了长期缓解。作为标准用药，以口服砷剂雄黄为主要成分的中成药复方黄黛片被写进 2018 年中国版 APL 诊疗指南。

我们熟悉的电影《我不是药神》，是 2018 年最火爆的电影之一。这部电影戳中了生活的痛点，让无数人产生共鸣，让人为之落泪。比如刘思慧在酒吧喜极而泣、老太太向曹斌哭诉、黄毛车祸后程勇的那句："他才 20 岁，他只是想活命，他有什么罪？"

《我不是药神》这部电影源自现实中的一个案例。主人公程勇受一位慢粒白血病患者托付买印度仿制药，同时，也帮别的患者代购药。这种药在中国没有注册，属于假药范畴。国内注册的药物价格十分昂贵，印度的仿制药则是国内药品价格的几十分之一。他被誉为药神，是因为他为病友提供的药便宜，吃得起，命也就续上了。

至于程勇因为贩卖假药导致被逮捕，这不是我们需要讨论的关键，那是社会问题。我想说的是，即使有一天所有癌症都有好的治疗方法，你是否能够治疗得起？从《我不是药神》这部电影，我们可以了解到，至少不考虑经济的前提下，白血病已经成功地由致死癌症演变成了慢性病。这是人类与癌症战斗过程中为数不多的胜利。

如果把人类和癌症的斗争比喻成中华民族的抗日战争。我认为，目前的阶段还处于抗战初期，尚未进入战略相持阶段，还处于完全的防守阶段。但是也取得了一些局部的胜利，比如白血病的慢性病化、120万元一针的癌症药治疗部分淋巴瘤、预防宫颈癌的 HPV 疫苗等，这些就是抗日战争中的平型关大捷，极大地鼓舞了研究工作者和民众的信心和希望。

但是，离彻底战胜癌症依然遥远，10 年、20 年内，应该是不具备这个可能性。当然，这只是一个猜测，说不准哪天一个突破性的科技进展，就攻克了。我们非常期待这个时刻的到来。比如艾滋病，现在都能治疗了，量变到质变，为什么不能乐观些呢。

不过，专业人士恐怕不敢这么乐观。癌症种类繁多，每一种癌细胞都有自己的独特特性，甚至同一种类的癌细胞，在不同人身上都会有不同的生物表现。在下一个篇章里面，通过介绍 120 万元一针的治疗癌症的药物，我们来了解为什么 10 年到 20 年内彻底战胜癌症是很难的。

# （五）120万元一针的治癌药背后

上海瑞金医院一名癌症患者被成功治愈，"120万元打一针，2个月癌细胞清零"的一则短视频火爆全网。这则消息让数百万人看到了生的希望。据说，当晚，上海瑞金医院就接到了上百个咨询电话。120万元呀，在生命面前，钱又算个什么呢。

"建立癌症特效药基金机构，成年人可定额缴纳费用，万一确诊患癌，可享用基金机构提供的治疗经费，因为癌症患者总是少数。如此，谁都可以用得起了。"

"一切以商业化为目标的巨额医疗收费项目都是耍流氓……"

"如果是真的，那也是说明医疗科学在进步，值得点赞。少吃多运动，保持健康的身体，可以给自己省120万元，想想也觉得划算。"

"有钱人的命，没钱人的病。百姓无力改变，听天由命吧。只有内心强大了，无论贵贱，眼前的一切才会是平静而又美好的。阿弥陀佛，愿天下生灵安康。"

"请直接定价1200万元！120万元利润点在哪！对不起太多的股东了！"

"有钱人的世界在此聚集。"

"定价120万元是有根据的，就是把老百姓排除在外。"

"必须免费发放！人命关天，穷人的命也是命！赚这种钱不会有好下场的。"

"以后世界上只有富人了。"

"感觉与百姓无关……120万元一针药几家百姓用得起！"

"穷人都死了，富人活着还有意义嘛。"

"120万元对有钱人来说，有钱能解决的问题不是问题，何况能救一条人命。对无数平民来说这简直是个天文数字，只能等死！"

这企业也是费了好大劲把活干出来了，怎么就没见一声好，网上留言全是抱怨呀。这有些尴尬！

老百姓要问了，你企业为什么卖这么贵？120万元，卖1.2万元，不就没问题了吗，普通老百姓都能用上，如果1.2万元，或者 12 万元，网上也就没有这么多抱怨的声音了。

难道企业不想吗，企业也想，但是"臣妾做不到啊"。

先看看，这个 120 万元的一针药能治什么癌症，是不是什么癌症都可以治？不是。

120 万元一针的抗癌药主要治疗大 B 细胞淋巴瘤，如包括弥漫性大 B 细胞淋巴瘤非特指型、高级别 B 细胞淋巴瘤和滤泡性淋巴瘤转化的弥漫性大 B 细胞淋巴瘤、原发纵膈大 B 细胞淋巴瘤等。

120 万元一针的抗癌药在国内是指阿基仑赛注射液，是一种 CAR-T 细胞治疗药物。其作用是通过分离癌症患者身体中的免疫 T 细胞，利用基因工程技术激活 T 细胞能力，加强其免疫功能，然后在体外进行培养，最后重新输入患者身体中，攻击癌细胞，达到抵抗癌症的功效。

由于该药针对的 CD19 抗原，是 B 细胞表达的一种抗原，因此该药用于治疗既往接受二线或以上系统性治疗后复发或难治性大 B 细胞淋巴瘤的成人患者。

也就是说，只能治 88 种癌症里面的有限的一两种，而且也不是什么淋巴癌都能治。也就是说，中国一年四五百万的癌症患者中，也许只有大约一万人可以治疗。假设这一万人都是有钱的，120 万元一年就是 120 亿元的营收。实际情况呢，也许也就是千把例，一年做出十几个亿的营收。一款药物，从研发到临床取证到销售，过程漫长，投入巨大，而且最终不能上市，研发失败的情况比比皆是，这都是巨大的风险，这都需要在有限的人群中去分摊这个费用。所以，从这个角度看，120万元的定价也是无奈之举。当然我和那些制药公司没有一丁点关系，我只是从第三者的角度分析为什么定价这么贵。

还有一个重要的原因，这120万元一针抗癌药，其实不是一种药。它的治疗过程是这样的：

医生发现肿瘤患者符合这个治疗办法，先从病人身上提取出免疫T细胞，然后利用基因工程技术，在体外引入能让T细胞识别特定肿瘤细胞并杀死肿瘤细胞的基因片段，这种CAR-T细胞在实验室中大量培养，之后再把扩增后的这种"加强型"免疫T细胞回输到病人体内进行治疗。

使用CAR-T治疗，从对患者进行采血直至回输CAR-T，总共需要600多个步骤，而且CAR-T又是一种"活的药物"，不能使用常规的高温灭菌处理。

这个过程读者一看也就明白了，完全个性化治疗，也就是无法工业化生产。这也就极大地制约了成本降低的可能性。

还有一点要理性认识，它也不是神药，也不是100%治愈。

"一项'ZUMA-1'注册II期临床试验表明，参与的101位大B细胞淋巴瘤受试者——他们经一线或二线标准治疗无效或复发，仅一次性回输 Yescarta，超过 80% 获得响应，超过 1/3 的患者持续完全缓解（即肿瘤代谢和影像呈阴性），受试者中随访 4 年的总生存率为 44%。

复星医药首席战略官、复星凯特董事长梅璟萍表示，就复发难治性淋巴瘤患者来说，一般中位数生存期只有六个月；Yescarta 自获批，已用于 8000 多例患者，从全球回访的数据来看，四年时间持续缓解的患者比率将近一半。"

——21 世纪经济报道《120 万一针，抗癌神药的真相》

我个人认为，CAR-T 免疫治疗，是人类战胜癌症的最大希望。假以时日，加上足够大的研发投入力度，88 种癌症，每种研发出专门的疗法，慢慢地，癌症问题会成为一个经济问题。也许 30 年以后，没有什么癌症是不可治愈的！

读者也许会嘀咕了，为什么说 30 年以后，难道不能是 10 年、5 年以后吗？

白东鲁和沈竞康所著《新药研发案例研究——明星药物如何从实验室走向市场》一文梳理了一款新药从研发到上市过程，大概需要 10 年时间。这是成功走到最后的，还有更多是在中途就失败了的。

一款新药从研发到上市都需要经过哪些流程？以小分子药物为例：

## 一、临床前研究

### 1. 研究开发（一般2—3年）

实验室研究，寻找治疗特定疾病的具有潜力的新化合物。

（1）药物靶点的发现及确认

这是所有工作的起点，只有确定了靶点，后续所有的工作才有展开的依据。

（2）化合物的筛选与合成

根据靶点的空间结构，从虚拟化合物库中筛选一系列可匹配的分子结构，合成这些化合物，它们被称为先导化合物。

（3）活性化合物的验证与优化。

### 2. 临床前实验（一般2—4年）

这一阶段目的，一是评估药物的药理和毒理作用，药物的吸收、分布、代谢和排泄情况（ADME）。二是进行生产工艺、质量控制、稳定性等研究。

## 二、临床试验审批

## 三、临床试验（一般3—7年）

人体试验共分三期：

Ⅰ期临床 20—100 例，正常人，主要进行安全性评价。

Ⅱ期临床 100—300 例，病人，主要进行有效性评价。

Ⅲ期临床 300—8000 例，病人，扩大样本量，进一步评价。

## 四、新药上市审批

## 五、上市后研究

临床监测期：IV 期临床

受试者要大于 2000 例，同时要进行社会性考察。

## 六、上市后再审批（一般上市后 4—10 年）

目的：重新审核 NDA 中的有效性和安全性。

就那 120 万元一针的癌症药，光进入中国市场走审批流程就走了四年。所以，我说 30 年以后，那不是保守的说法，是非常乐观的说法。

所以，50 后、60 后、70 后、80 后们，还是丢掉幻想吧。那位网友留言特别有道理："少吃多运动，保持健康的身体，可以给自己省 120 万元，想想也觉得划算。"

只是，他少说了一点，积极预防癌症。和我一起，超级团购走起来。花很少的钱，每年做一次 PET 全身癌症早期筛查，真的可以省那 120 万元。

其实除了 120 万元一针的癌症药，还有一个比较典型癌症治疗的手段也值得介绍，就是刚兴起的质子重离子治疗癌症。

我第一次听说质子重离子是和徐州市中心人民医院的一个朋友一起吃饭。他介绍说有人在徐州新城区中心医院分院边上投资好几个亿建设质子重离子中心。于是我专门去了解了一下。

质子重离子治疗技术的原理是质子或碳离子加速到光速

的 70% 时，这些离子射线被射出引入人体，在进入肿瘤细胞前，射线的能量释放得很少，对正常细胞伤害性很小。但到达肿瘤细胞后，射线会瞬间释放大量的能量，形成所谓的"布拉格峰"的能量释放轨迹。它也属于放射性治疗的一种，差别在于，普通的放疗，在杀死癌细胞的同时也杀死正常细胞，杀敌八百，自损一千。而质子重离子杀敌八百，自损也许也就是五十。这代表了放疗的最高技术和未来趋势。

而且，这个治疗手段对大部分肿瘤都非常有效果。但为什么不能说癌症问题解决了呢？

第一个问题，很显然，如果癌症在全身扩散范围太广，也很难治疗。当你的扩散点多到数都数不清的时候，这种物理的治疗手段是很难达到效果的。

还有一个重要的问题是钱的问题。到今天为止，质子重离子治疗属于极为尖端的医疗技术。其沉重的负担，对一般家庭而言，都是难以承担的。

那得多少钱呢？

国内主流价格需 30 万元左右，有降价空间，但是空间不是很大。

主流配置的质子项目整体投资大概需要 7—8 亿元，重离子项目则大概需要 10 亿—12 亿元，规模的大小对整体投资影响较大。以日立质子重离子治疗系统为例，除了投建费用，还有运营后系统的维保费。维保费用主要由三部分构成：一是设备本身的运行维护成本，二是人员的费用，三是水电的消耗，最主要是电力消耗。

有人估计，价格逐渐降低到 22 万元左右，还是大有希望的。

看了这个，我感觉很有信心，这个比 120 万元便宜不少了。

但是，以下几种情况明确确定不适用质子重离子治疗：①非实体肿瘤，血液肿瘤（白血病）等；②肿瘤已发生多发远端转移的，且转移灶 ≥ 3 个；③同一部位一年内接受过放射治疗或放射性粒子植入；④其他不建议使用质子重离子治疗的情况。

看这个适用的情况，主要不还是要发现得早吗？

即使在全面战胜癌症的未来，早发现也永不过时。只有发现得早，治疗花钱才能少，治疗对身体的伤害才小。

# （六）预防就是治疗

十几年前，春天的某一天。

我记不清具体的日期，不是不能，是不想。那种绝望的感觉，害怕。

我在九江某宾馆，还没起床。老家大姐给我打来电话。父亲查出肺癌，晚期。我急忙赶回老家，湖北监利的农村。是在朱河镇镇医院查的。我想一个小镇的医院哪里能查得准呀，不至于这么糟糕的吧？

父亲说，感冒好几天，不见好。检查的前一天，咳嗽，痰中带血丝。感觉不大对，就去镇医院拍了个 CT 片子。父亲自己一个人去的医院，医生拿着片子就给他说是肺癌。村里这些年得癌症的人太多了。即使是小镇的医生，凭经验就认为已经是晚期了，说了些安慰的话，父亲就回家了。

去邻近的湖南岳阳的医院。父亲说，村里人住院都去云溪的医院，我们也去那。

去医院，医生常规性安排住院后，联系长沙的医生，过来做手术。这时候我看到了希望，医院都安排做手术了，说明应该没有扩散。如果扩散了的话，怎么可能安排做手术呢？

意外，手术前一天，医生说，还是去长沙查一下吧，看有没有转移。

走进长沙湘雅医院，这里人山人海。这癌症患者咋就这么多呢？每个人都灰头灰脸的。

具体检查什么项目也不懂，不是很贵。当天就拿到结果（现在看，应该是 ECT，查骨转移的）我一看图有好多的点，心里感觉不太妙，也没说什么，当天就回到岳阳。母亲和姐姐都在岳阳等我们。此时的父亲，就是比平时瘦一点，身体有点虚弱。父亲虽然文化程度不高，但在那个年代，也算是比较有文化的人了。他看了片子，应该心里也有数，只是试图显得乐观。

希望很快就破灭了。云溪的医生看了看片子，说手术做不了。

父亲非常冷静地要求，回家去吧。在村里，太多同样的故事发生，父亲在从长沙到岳阳的火车上就已经做好了准备。

回到村里，每天都有村里的乡亲来聊天看望。每一个人心里都很清楚，这是最后的告别了。

回家前一个月，没明显的疼痛，就是没法吃东西，吃什么吐什么。再发展，水也喝不下去，只能靠每天村里的医生给输营养液。到两个多月的时候，人就瘦得不行了。村医扎针都扎不进去了。我的父亲，其实就是活活饿死的。

直到办理完父亲的丧事，我都没有思考过，这种事情该怎么预防。在那个年代，我们认为，那就是命而已。癌症轮到你，你就得接受，没得选择。

别说在农村了，就是在城里，体检在那时都还是个新鲜话题。

在谈论"预防就是治疗"这个话题时，我们需要考虑社会发展的客观前提。在我父亲去世的那个年代，提预防就是治疗，没有物质基础。中国的经济和科技发展到今天，已经完全具备宣扬"预防就是治疗"这个观点的一切条件。

网友"鼹鼠的土豆"在《众病之王：癌症传》豆瓣读书中评论道：

"这两年我们全家人都在跟我爸的肿瘤斗争，我爸在住院期间跟医生学习了很多相关的知识。看这本书的时候我一直在把我爸跟我说的那些他从医生那儿学习的东西和书里写的进行印证，共通的一点就是'预防就是治疗'。

书里写'在美国，几乎每种新药都会被当作潜在致癌物经受严格审查，即使该物质与癌症只有微小的联系，也会造成公众的歇斯底里，令媒体焦虑不堪。但是人类所知最常见、最强烈的致癌物之一的香烟，却能随意地在各角落的商店里用几美元买到，实在是不可思议。'

这个特别要写一下，不光书里写了吸烟对癌症的影响，从始至终，大夫都在跟我们强调吸烟对于肿瘤的影响，不光吸烟，二手烟也对肿瘤有巨大的影响，忘了具体的数据了，大夫说大部分肺组织周围肿瘤的癌变，吸烟或者二手烟是诱因。

当然书里最后写的那些关于癌症基因的研究成果也让我们对这种可怕的疾病有了新的认识。尽管还不能完全掌握，但是在预防方面②已经有了很大的提高。"

这也是我读《众病之王：癌症传》这本书的感觉。全书六个部分：①"黑色的液体，淤积不化"；②缺乏耐心的战争；③"如果我不能好转，你会拒绝收治我吗？"；④预防就是治疗；⑤正常自我的扭曲态；⑥长期努力的硕果。落脚点就在第四部分，预防就是治疗。

奥巴马于2016年1月28日签署总统备忘录，设立以副总统拜登为首的"白宫抗癌登月计划特别小组"，引起医学界广泛关注。登月计划指的是治愈癌症面临着的巨大挑战。美国国家卫生研究院将拿出1.95亿美元用于癌症研究，2017财政年度白宫将要求国会批准在这一方面投入7.55亿美元。联邦各相关部门都将尽全力投入。登月是一件需要历经困难、长期坚持的项目，而癌症的治疗亦如此。而人类最终登上了月球，以此寓意人类最终会攻克癌症。

登月计划的重要组成部分就是癌症预防和控制平台。制定和推进癌症的预防、筛查、早期检测、幸存者教育，降低人群癌症高危风险因素（烟草、肥胖、不健康饮食、锻炼少、紫外线、高危不筛查等）和社区癌症发病死亡率。

在与癌症的斗争中，中国政府也做出了巨大的努力。

中国国务院发布《"健康中国 2030"规划纲要》，提出到 2030 年实现总体癌症 5 年生存率提高 15% 的战略目标。

2021 年 4 月，中国抗癌协会科普部部长兼科普专委会主任委员支修益教授代表中国抗癌协会发布了《中国肿瘤防治核心科普知识（2021）》，科普知识全文共分为五个篇章，第一章节是预防，第二章节是早筛。

国际先进经验表明，采取积极预防（如健康教育、控烟限酒、早期筛查等）规范治疗等措施，对于降低癌症的发病率和死亡率具有显著效果。我国实施癌症综合防治策略较早的一些地区，癌症发病率和死亡率已呈现下降趋势。

怎样预防癌症？

《黄帝内经》就指出："圣人不治已病治未病；不治已乱

治未乱。"其"治未病"思想包括：①未病养生、防病于先；②欲病救萌、防微杜渐；③既病早治、防其转变；④瘥后调摄、防其复发。这些可作为防治恶性肿瘤病的基本原则，和现代医学的肿瘤三级预防有异曲同工之妙。肿瘤的一级预防是病因预防，即采取有效措施，避免或消除各种对人体可能产生的致癌因素，使癌症不发生，是最彻底、最理想的防癌方法。牢记四字诀：合理饮食、适量运动，戒烟限酒、心态平衡，充足睡眠、定期体检。二级预防是早期发现，早期诊断，早期治疗。二级预防核心是：定期体检，规律性体检。特别是对高危人群进行体检，以期早期发现、早期诊断及早期治疗，阻断疾病向更严重的方向发展，当前的医学技术手段，早期发现就能早期治疗，就能取得好的疗效，治愈率非常高。发现癌前期病变并在真正发病前干预，是二级预防的理想目标。

这是科普的局部内容。癌症预防的理想目标就是发现癌前期病变并在真正发病前干预。也是那六个字：预防就是治疗。

这篇最新修订版的癌症预防核心知识科普，全面、细致，每一位读者朋友都有必要仔细地读几遍，按照这个科普知识来，必定大有裨益。

我们再看看《中国肿瘤防治核心科普知识(2021)》（以下简称《科普知识》）筛查篇几个典型的问题。

## 1. 年年体检，为什么癌症还是没查出来？

如今人们都重视健康体检，但是，年年体检，却仍难以发现早期癌症。很多人都是因为出现了临床症状到医院就诊，才发现癌症已到了中晚期。这是为什么呢？

首先，大多数常规健康体检是基础体检，如血常规、尿常规、血糖、胸片等，这些检查项目针对的并不是癌症。其次，早期癌症体积微小，常规体检及影像学检查很难发现。再次，有的癌症生长在隐蔽部位，善于玩"躲猫猫"，造成漏诊。最后，癌症善于打游击战，浸润转移是癌症最险恶之处，让人们防不胜防。

众所周知，癌症如果能够在早期发现，根治的机会就会大大增加。但遗憾的是，在无症状的情况下，通过常规健康体检及筛查能够早期发现的癌症很少，目前世界医学界公认的只有乳腺癌、结直肠癌、子宫颈癌、前列腺癌等几种。而日常我们看到的癌症患者，大多是因为出现了或多或少、或轻或重的临床症状就医后才被确诊的。

## 2. 防癌体检和普通体检有什么区别？

防癌体检，不同于一般的健康体检。所谓常规体检，一般包括血脂、血压、血糖、乙肝五项、腹部 B 超的检查。而防癌体检则不同，所谓防癌体检，是指在健康状况下或没有任何症状的情况下进行的一系列有针对性的医学检查。它的目的，就是为了查出早期的肿瘤，同时发现已经存在的发生癌症的高危因素。一般的健康体检，通常不包括肿瘤筛查，健康体检虽然也能检查出一部分癌症早期患者，但很容易出现"漏网之鱼"。防癌体检特指肿瘤专家结合体检者的自身情况和个体需求，做相应部位的防癌检查。如防肺癌体检，体检时注重肺部 CT 检查；怀疑有胃癌或有高危胃癌家族史的病人，可重点做胃镜检查；肛门指诊是普查直肠癌的简单方法，长期便血或者大便习惯异常者必查。

### 3. 哪些人需要做防癌体检？

第一，年龄因素。40—50 岁是癌症的高发年龄，一般认为 40—65 岁的人都应该定期进行防癌体检。鉴于多数癌症有年轻化趋势，体检起始的年龄可提前。

第二，性别因素。男性应注重肺、肝、食管、胃、结直肠、鼻咽、胰腺、肾、膀胱、喉、胆囊、甲状腺等的检查，女性除做以上项目的检查外，还应定期进行乳腺、宫颈、子宫、卵巢等妇科检查。

第三，遗传因素。许多癌症有家族聚集现象，遗传学研究也证明癌症存在一定的遗传基础，因此，有血缘关系的三代家族成员中有一种或几种癌症患者的成员，应尽早定期做防癌体检。对于几代家族中都有同样癌症病史的成员更应引起高度重视。

### 4. 防癌体检有哪些检查方法？

防癌有非常多的检查方法，这里只列举出影像检查的方法。

影像检查：包括X线透视、拍片、各种造影、体层检查（CT）、ECT、磁共振检查、B型超声波检查、核医学检查。

### 5. "一滴血就能检测癌症"是真的吗？

"一滴血就能检测癌症"这种说法已经被多次辟谣，这个"测"不是"检测"而是"监测"。现实的情况是，目前尚没有某一项万能的肿瘤标记物。

### 6. 防癌体检多久做一次？

一次防癌体检的检查结果只能反映人体一定时间内的状况。血液学的检查结果经常发生变化，有时一天内的检查结果都不相同。影像学的检查结果也有一定的"有效期"。一般人群的体检一年进行一次，即使每年进行体检，也有可能在两次体检中间诊断癌症，这就是我们常说的"间期癌"。间期癌的发生主要受筛查间隔时间、筛查设备与方法等方面的影响。有报道显示：对于乳腺癌的筛查，每年、每两年和每三年筛查一次的间期乳腺癌发生率分别集中在 14.7%，17%—30% 和 32%—38%。

所以，在每年进行体检而且在体检未见异常的情况下，如果有不舒服或者身体有异常的表现也应该及时就诊。对于一些癌症高风险人群，如家族中有多人患恶性肿瘤、本人具有乙肝病毒携带（患肝癌的风险明显增高）的人群等要缩短体检的间隔，必要时增加高端的检查方法。

总体来看，这份科普指南真是太好了，我个人的看法，应该将其引入学校科学健康教育中，从小就培养孩子们癌症预防的健康知识。

综合这个篇章，我总结一点：癌症预防，早发现是王道。

对付癌症，我们期望做到三个层次，最高层次就是通过健康的生活方式，让癌症不发生。这是每一个人都期待的。

一定有人能够达到这个层次，但只是极少部分。

第二个层次就是癌症发生了，我们能够在最早期发现它，及时采取治疗措施，治愈且不影响生存质量。

第三个层次就是癌症发生了，也发现晚了，通过医疗水平的提升，提高生存年限与生存质量。

其中，第三个层次是现状。目前大概只有 10% 的罹患癌症是发现在早期的。对于医疗水平的现状，这是政府、社会团体、商业组织推动的事情。

第一、第二层次是我们每个人能够做到，也应该去做的事情。很可惜，也是我们个人做得最不好的事情。

第一个层次不是本书的重点，但必须强调的是，这个非常值得追求，如果有条件、有毅力，应该追求这个层次。

第二个层次，早发现，是我写这本书的目的。如果有可行的手段、低廉的费用，你能做到吗？

《科普知识》中最后一句话："对于一些癌症高风险人群，如家族中有多人患恶性肿瘤、本人具有乙肝病毒携带（患肝癌的风险明显增高）的人群等要缩短体检的间隔，必要时增加高端的检查方法。"

必要时增加的高端的检查方法是什么？其实就是《科普知识》中提到的"影像检查：包括X线透视、拍片、各种造影、体层检查（CT）、ECT、磁共振检查、B型超声波检查、核医学检查"中所述最后的"核医学检查"。

核医学高端的检查有两类设备。PET-CT和PET-MRI。前者是PET加CT，后者是PET加核磁。具体的知识本书的下一个部分讲述。这两类检查有一个难点，就是贵。PET-CT目前一般城市7000元左右一次，比较便宜是浙江省，5300元/次，比较贵是北京地区，大约9000元/次（价格是变动的，一定会不断下降）。PET-MRI更贵，大概15000元/次，全国配置的地方很少。

读者问了，你这不打脸吗？这么贵介绍有什么用！

我写此书的目的就是希望组织一大批和我一样，希望每年能够做一次 PET 检查，通过量大将价格降低到千元以内。在技术和商业上，这是完全没问题的。

第三部分：

# 简单防癌
# 高端服务平民化

# （一）用物理方法捕捉体内癌细胞

## 1. 吃得多、长得快的癌细胞

聊这个问题之前有必要先了解一下"海拉细胞"。

海拉细胞在医学上被誉为打开人类永生之门的钥匙。

在百度搜索"海拉细胞"，会发现不少商业公司在出售海拉细胞。传说，目前海拉细胞全球分裂已经达到 5000 万吨（这个数字很吓人，不知道真假，但真假都不关键，总之很多很多）。

海拉细胞其实就是一位名叫海拉的黑人妇女的宫颈癌癌细胞。

1951 年的一天，一位名叫海瑞塔·拉克丝的美国黑人妇女发现自己的腹股沟会常常出血，并伴随着剧烈的疼痛。于是她来到了约翰霍普金斯医院。这家医院非常有名，位于美国马里兰州巴尔的摩市。那个年代美国种族歧视非常严重，一般医院都不愿意接收黑人妇女。

但是约翰霍普金斯医院并不歧视黑人，且能够提供免费的治疗。当时妇科医生霍华德·琼斯为拉克丝检查的时候，发现她的宫颈上，长了一个很大的恶性肿瘤，最后确定是宫颈癌。

即使在今天，宫颈癌也是女性致死的恶性肿瘤之一，治疗手段非常有限。在那个年代，虽然医生想出了各种办法去治疗，30多岁的海拉还是去世了。

在治疗的过程中，医生取下了一部分海拉的宫颈癌癌细胞。医院的医学博士们在研究过程中发现，给海拉细胞提供足够的营养液，细胞会飞速地复制、增长。而且，会不断地复制，永不停止。而那时医学上的共识：只有细菌能够永生，细胞是不能永生的。一位叫卡雷尔的医生培养出了一种可以无性繁殖的细胞，打破了科学的共识，因此获得了诺贝尔奖。但是，后人想找到其他能够永久存活的细胞，却一直没有结果。

科学家们发现海拉细胞每24小时就能增长一倍，而且细胞的培养非常简单。于是有人专门培养海拉细胞，出售给其他科研机构。从科学意义上，海拉和她的海拉细胞为人类研究癌细胞做出了巨大的贡献。

读者有点迷糊了，谈癌症预防，讲海拉细胞是何用意呢？

癌细胞和正常细胞有什么差别？最重要的区别就是癌细胞生长速度比正常细胞生长速度快很多。海拉细胞是一个极端的例子。这也太快了，要是每个人的癌细胞都是这样的速度，那癌症早期筛查也没有什么意义了。

不过不用怕，海拉细胞是极少数。科学家也寻找了其他的类似海拉的超级癌细胞，还真没发现有这么厉害的。大部分人的癌细胞生长尽管比正常细胞快，但是从一个细胞分裂到危及生命的过程也许是几年，甚至十几年。对于普通的我们而言，癌症早期筛查是能够解决问题的。

癌细胞生长这么快，同理，癌细胞吸收营养的速度也会远快于普通细胞。

## 2. 找到爱吃糖的癌细胞

癌细胞在人的身体里面，在身体没有任何不适症状的时候，如何能够知道哪个部位有癌细胞呢？

这在数年前，简直就是玄幻问题。除非有个神的眼睛，能够透视人体。

不过，科学家们总是能找到各种不同的办法。

物理学中的湮灭辐射，破解了这个难题。

自然界中有一种正电子，这种正电子是放射性核素在发生正电子衰变时候释放出来的。只有人工生产的放射性核素才会发生正电子衰变，天然的核素不发生正电子衰变。正电子在自然界中不能长时间存在，其与物质中的负电子结合后瞬间转化为两个相反的方向，能量各为 0.511MeV 的光子，这个过程就是湮灭辐射。

科学家们就脑洞大开了。将放射性核素附着在葡萄糖上，注射到人体内。人体内癌细胞和正常细胞同时吸收葡萄糖，癌细胞吸收得快，吸收得多，那么有癌细胞的地方就会发射出更多的光子。通过复杂的仪器测量光子的位置，不就能找到癌细胞了吗？

20 世纪 50 年代美国波士顿麻省总医院 Brownell G. 和 Sweet W. 进行了正电子发射探测的第一例医学研究。1951 年，他们使用符合技术定位的脑肿瘤文献与 Wrenn 等人在《科学》（*Science*）杂志上发表的利用湮灭辐射来定位脑肿瘤的文章是利用正电子测量在医学应用上的首次尝试。

后来出现了我们熟知的 CT。1998 年匹兹堡大学制成了第一台 PET 和 CT 结合的样机原型，三年后，第一台 PET-CT 就轰动了市场。

找到爱吃糖的癌细胞，这就是 PET-CT。

肿瘤细胞的葡萄糖代谢非常旺盛，因而 $^{18}$F-FDG 可广泛用于恶性肿瘤显像。肿瘤细胞因为生长速率高和糖酵解增强，因而摄取 FDG 增高。FDG 通过葡萄糖转运体（GUT）通过细胞膜进入细胞，在已糖激酶（HK）的作用下磷酸化。由于 6 — 磷酸—脱氧葡萄糖（$^{18}$F-FDG-6-P）的脱磷酸化在肿瘤细胞中进行得非常缓慢，产生的 $^{18}$F-FDG-6-P 滞留于肿瘤细胞内，一方面是肿瘤细胞对 FDG 的高摄取，另一方面是摄取的 FDG 不能被最后氧化，因此大量滞留于局部。通过 PET-CT 仪进行体外检测可以显示病灶部位的异常放射性浓聚，表示该部位葡萄糖代谢增强，提示肿瘤病变的可能。

——《明明白白做 PET-CT 检查》

用比较通俗的语言来解读这段话就是：一种经过特殊处理的葡萄糖 FDG（这种葡萄糖在 112 分钟内有放射性，会发射射线从而被 PET 探测到，112 分钟后又变成普通的葡萄糖）注射入人体。人体正常细胞和癌细胞会同时吸收葡萄糖。癌细胞因为长得快，吸收速度比普通细胞快很多，短时间内，这种葡萄糖又消化不了，人体内有癌细胞的地方会形成葡萄糖的浓聚，PET 通过捕捉这种放射性的葡萄糖发射的射线计算出浓聚的部位，从而捕捉到体内癌细胞的位置与大小。

### 1976 年产生了第一台商品化 PET 仪

早期的 PET 原型机，考虑为人体和动物显影，设计成一个类似桌子而中间有孔的形态，探测器围绕着孔排列。1973

年，华盛顿大学的 Phelps、Hoffman 小组建立的 PET II 系统标志着现代正电子发射计算机断层成像仪（PET）的开端，PET 就是在普通的正电子成像的基础上加入了断层的概念。第二年，他们与华盛顿大学建立了用于人体研究的 PET III 系统。1975 年，他们又把投影图像重建思想引入到正电子成像领域中来，彻底改变了人们对正电子发射传统的成像观念。第三代机型 PET III 在形态和功能上已经与目前使用的机器相似。其后仪器进一步完善，有了专为患者使用的滑行床和在同一时间从多个角度收集资料（计数）的六边形排列的探测器。由于 Douglass 和 PRTEC 公司早期对 PET 的支持，Phelps 和 Hoffman 决定与公司合作以发展商品化的机型。1976 年加利福尼亚大学洛杉矶分校（UCLA）产生了第一台商品化的 PET 仪，但这时 Hoffman 已经离开 UCLA。

1977 年，加州大学洛杉矶分校 Cho 等提出在 PET 系统使用一种新型的 BGO 闪烁晶体。1978 年，Tompson C. J. 成功地开发出第一台使用 BGO 探测器的 PET 系统。

1984 年，Scanditronix 设计了一种新的探测器即一个光电倍增管上放置两个闪烁晶体，这给此后 PET 的设计者很多启发，如今的很多探测器都是在一个光电倍增管上安装多个闪烁体的 Block 探测器。

**CTI 公司的宗旨：使临床 PET 成为现实**

在 20 世纪 80 年代初期，EGGORTEC 公司一年中只售出很少几台 PET 机，PET 在应用上还只是处于研究和实验阶段，离临床应用还有一段距离。但 Douglass 相信 PET 会取得成功，因此当公司将其生命科学部于 1983 年出售时，他和几个同事集资以 250 万美元买下 PET 经营权，并聘请 Phelps 作为新公司的顾问。新公司的名称为计算机技术和影像（computer technology and imaging, CTI），CTI 的成立声明非常简单明了，概括为一句话：使临床 PET 成为现实（to make clinical PET reality）。

PET 的发展所走过的是一条充满困难的路。尽管这一技术早在 1976 年就商品化，但却面临着资金、技术和调整的障碍。其结果是，PET 从实验阶段到临床实际应用阶段用了整整 20 年。在发展和商品化这一技术中起了很大作用的 UCLA 分子和医学药物主任 Phelps 说，一旦我写 PET 的书，我将称呼它"克服所有障碍"。

——《明明白白做 PET-CT 检查》

PET 到现在已经有近 50 年的历史了。得益于各大科技巨头的研发投入与市场推广，核医学成为一个单独的医学门类，PET 已经在医院影像科得到广泛的应用。

PET 技术更新迭代也非常快速。几个医疗巨头，包括飞利浦、美国通用、德国西门子，不断推出新一代的产品。

PET 技术的发展趋势首先是扫描全身的时间越来越短。第一代产品做全身扫描，大约需要 20 到 30 分钟时间，对用户来说很难受，需要长时间保持不动的状态（在扫描过程中轻微的移动就会产生伪影，影响医师读片），最新一代产品如美国通用推出的一款 PET，全身扫描只需要约 5 分钟。更为快速的是我国医疗器械巨头联影在 2018 年推出一款震动业界的 2 米 PET（全称为 uEXPLORER 世界首款 Total-body PET-CT。俗称 2 米 PET），全身扫描最快只需要 40 秒。这样，用户就会非常轻松。

第二个趋势是精度越来越高。PET 捕捉癌症细胞大小的精度，取决于两个核心要素，一是晶体材料的更新换代。晶体材料是 PET 中成本最高的原件，它的作用是将辐射转化为光信号。新一代的 PET 已经完全用 LSO 晶体取代 BGO 晶体了，下一代的晶体材料也在研发过程中。二是 TOF 算法的迭代。TOF 俗称"飞行时间"，就是计算癌细胞吸收葡萄糖发射的射线从癌细胞以光速飞行到 PET 探测晶体的时间，从而计算出癌细胞在身体内的位置。这种精度在普通老百姓看来，都是匪夷所思的。1 秒等于 1000 毫秒，1 毫秒等于 1000 微秒，1 微秒等于 1000 纳秒，1 纳秒等于 1000 皮秒。现在设备的精度在 200 皮秒左右。所以最新的 PET 探测早期癌细胞的精度约为0.3cm。这么小的癌细胞肯定属于早期中的早期了。

柳正老师介绍说，他们正在研究将PET探测的精度提高到0.1cm。柳老师毕业于瑞士苏黎世理工大学（爱因斯坦的母校），曾在欧洲粒子研究中心工作，现在的研究方向就是TOF。

第三个发展趋势是更低的辐射剂量。辐射剂量由两部分组成，一是注射到客户体内的带放射性的葡萄糖的辐射量；一是CT扫描产生的辐射量。CT在PET-CT上主要起定位作用，和扫描时间与扫描模式有关系，在PET-CT的使用中，使用的是最低辐射量的扫描模式，辐射剂量比较小。最新的PET-CT扫描时间极短，辐射量也越来越小。至于注射到体内的放射性的葡萄糖的辐射剂量，新一代的PET对剂量的要求越来越低，低到什么程度呢？拿联影的2米PET为例，官方称可以达到常规剂量的1/40。和他们的研究团队交流，现在制约辐射剂量的不是设备，而是医疗规范。医疗规范的最低剂量，在他们测试的实践看，完全没必要。最佳的影像采集需要的辐射剂量远低于医疗规范的要求。

我自己亲身体验，2011年在徐州市中心医院做了一次PET-CT全身筛查。当时是和两个朋友一起聊天说起徐州有个很牛的体检，大家都很感兴趣，就去体验了一下那时最贵的体检项目。不过，对2022年的设备来说又有好几个代差了。

那时候感觉非常轻松，没有宣称的什么负作用。除了贵，没别的不好。（当然，如果每年都做各种带辐射的检查，必须听从医师安排，辐射计算的是累积量。）

## （二）逐渐进入百姓视野

1995 年，山东万杰医院引进了我国内地第一台 PET。随后，北京协和医院、301 医院、上海华山医院、宣武医院相继引入 PET。2018 年的统计数据显示，全国共配置了 298 台 PET-CT。2018 年到 2021 年的配置则达到了一定的高峰。PET 作为一种发现癌细胞的手段逐渐进入了百姓视野。

但是 PET 检测一直很贵，不只是在中国，全球好像都不便宜。有一次，我在《第一财经》杂志上看到一篇报道，讲述一个中国癌症患者到美国 MD 安德森癌症中心治病的时候，提到做 PET-CT 的价格是 8500 美金，我确定是写的美金，也许是记者写错了，杂志上面确定写的是美金。

德国一次检查的费用是 600—1000 欧元，放射性药物的成本是 180—260 欧元。英国的检查费用是 635—1300 英镑。由于欧洲各国保健制度不同，PET-CT 显像的报销方案各异。

美国联邦医疗保险计划提供 PET 报销补贴，其报销金额约
952.83 美元。该费用包括 855.43 美元的检查费和 97.40 美元
的诊断费用。

——《明明白白做 PET-CT 检查》

　　陈绍亮教授这本书写在 2013 年，现在国外做 PET-CT 的
价格，我也不太清楚。同期国内的检测价格水平大概相当，
基本在 8000 元到 10000 元间。今天，随着国内装机量快速上
升，价格有所降低。全国来看，比较低的是浙江，5300 元 / 次，
最高的是北京，9000 元以上，其他地区介于两者之间。

　　这样的价格水平，什么样的用户群体会做？首先就是癌症
患者。病人是极端被动的，家里一旦有人罹患癌症，什么检查，
什么价格，都没人在乎了，倾家荡产都得上，所以这部分人
群对价格是不敏感的。

　　我自己的亲身经历，我父亲和岳父都是因为肺癌去世。身
体平时都非常硬朗，没有不良生活习惯。最初有症状时，我
们以为是感冒，一直不好，一细查，肺癌晚期。同样痛苦的
事经历两次，这也是我无比执拗地去做这件事的初因。亲人
罹患癌症后，我们健康人明知道没有任何希望了，就是希望
多花点钱，只要医生说有万分之一的希望，就不惜代价去做。
这是普遍的心态。（作为一个过来人，我发自内心地建议，

如果没有希望，最好别治疗了，回家休养，比在医院舒服太多。）

这样的市场存在，是 PET 检查价格下降的速度特别慢的原因之一。对癌症患者而言，只要有一线希望，砸锅卖铁也要搏一搏。当客户非常弱势的时候，医院方就没有降价的动力。

也正是如此，中国的 PET，主要服务对象是罹患癌症的人群，而不是健康人群的癌症预防。

我认为，这并没有最大限度发挥这款高科技设备对人类的作用。

也正是因为服务人群的局限性，导致总体客群有限，中国一年 400 多万罹患癌症人群，其中需要做 PET 检查的毕竟只是一部分。自 2018 年以后，市场装机量急剧上升，中国的 PET 保有量在 2018 年是 298 台，最新的统计数据没有出来，我估计在 1000 台左右。以徐州为例，一个地级城市就配置了6 台。

PET 原来是甲类医疗器械，不是任何人想买就可以买的。任何医疗机构，想配置 PET，首先要申请配置许可证。最早的配置许可证，要经过国家卫健委审批，后来下放到省卫健委。这样的难度，极大限制了它在中国的发展。一般也只有大型三甲医院和背景实力雄厚的第三方医学影像中心可以配置，如平安医学影像、全景医学影像等。

2018 年，国家卫生健康委财务司发布《2018—2020 年全国大型医用设备配置规划》，其中 PET-CT 设备由甲类大型医用设备调为乙类，审批流程更简单，限制条件更少。

国家卫生健康委员会 2021 年 6 月 30 日发布的《社会办医疗机构大型医用设备配置"证照分离"改革实施方案》（国卫办财务发〔2021〕12 号），社会办医疗机构乙类大型医用设备配置许可实行告知承诺制。具体而言，一次性告知申请人配置乙类大型医用设备许可条件和所需材料。对申请人自愿承诺符合许可条件并按要求提交材料的，要当场做出许可决定；自由贸易试验区内社会办医疗机构乙类大型医用设备配置由审批改为备案管理，由医疗机构向所在地省级卫生健康行政部门申请备案，不受大型医用设备配置规划限制。

这两股政策的春风，会给市场带来什么样的变化呢？

我一个朋友前些天说，准备与徐州一家医院合作投资建设一个 PET 中心，特地问我的意见。

我非常中肯地告诉他，一定要慎重，目前徐州市场已经非常饱和了。我于 2021 年曾经与某大型连锁医学影像中心合作，专门成立一家公司，组建了一个销售团队，做 PET 的市场推广。作为一线的人员，我告诉他，市场非常不好。徐州最好的一家医院，做 PET 已经很多年了，每月也就是 100 多例。与我合作的那家大型连锁机构，投资巨大，设备都是极好的，检查人员也都是请的北京的专家，还有远程的专家团队，场所装修也是极其豪华。总之，都是高端的配置。不过现实也比较"骨感"，双休，平时一天5例左右，上午做完，下午就早早放假了，只是为了省电。

这还是在徐州这个城市运行比较好的。

这样的情况下，你再投资一个，没有任何自身的优势，几千万下去，难有好的回报。有人在淮北与医院合作投资了一台PET，结果惨淡，到处找人接盘。

那为什么不能把价格降低了去获得更多的客流呢？

这要面对两个问题。

第一个问题是，价格降低了，是否能获得更多的客流。

价格降低，降低到什么程度，徐州地区价格原来是6800元，后来降低到5900元。这种价格降幅，能吸引癌症患者以外的健康人群吗？显然是不能的。价格会有一个临界点，必须降低到临界点以下，才能激发一个新的消费群体。至于这个临界点是多少，我也捉摸不透。但动不动就是大几千元，肯定是没戏的。小幅度的降价，不仅不能增加客流，还把原来刚需的客单价拉低了。

第二个问题是，价格大幅下降，比如降价五倍、十倍，既而带来客流十倍以上的增加，PET的检测能力是否足够。按照全国现有的PET设计和设备扫描能力，我估计一天检测的上限是30人左右。原来一天做5例，价格6000元，现在一天做 50 例，价格 1000 元，这个账算起来也尚可。一天的营业额从 3 万变成了 5 万。事实上，50 例这个目标做不到。除非整个系统完全重新设计，引入人工智能，更换更快的扫描设备，配置自有的制药系统，场所重新设计装修，这就需要建一个全新的系统。

需要特别介绍的是制药系统。也就是注射到客户身体内的葡萄糖，专业称之为核素，一般就是 $^{18}$F-FDG（中文全称：氟标记的脱氧葡萄糖。它有非常多种类的核素，FDG 是用途最广的）。它是通过小型医用回旋加速器生产的，除了极少数大型医疗机构的 PET 中心配置了医用回旋加速器，90% 以上的医疗机构的 PET 中心采用外购药品的模式，一人份的药品价格一般在 1700 元左右（实际价格要低于这个，供药公司会通过增加产量变相降低价格）。仅葡萄糖的成本就这么高了，你觉得普通的医疗机构有可能将价格降低到千元以内吗，很显然是不现实的。

另外，关于人工智能系统，也就是阅片，传统都是完全依赖医师阅片，每个医师精力有限，一天阅片量达到 10 例，就非常吃力了。如果大量的片子需要阅读，必须引入人工智能系统。有人工智能系统辅助，医师阅片能力将数十倍地提升。这也是目前市场上没有的。

从这个角度看，降价行不通。这样不仅不能增加客流，还拉低刚需的罹患癌症客户的单价。所以，医疗机构本身没有把价格降低的动力。

有一个很奇怪的现象，北京地区价格非常高，达到 9000元／次以上。为什么独独北京这么贵呢，与北京规模类似的上海都是 7000 元／次了。难道是因为北京的医院客流少吗？事实上，恰恰相反，北京的大医院，客流满源源不断。据专业人士介绍，北京的大医院的 PET，一天能做到 30 例左右。一天就是 27 万的营业额，一年就是一亿元以上。他们需要降价吗？肯定不需要，再贵的价格还得排着长队才能做得上。这就是地区差异。老百姓对北京大的医疗机构十分信任，这种崇拜是别的城市没法比的。

建设一个 PET 中心需要投资多少钱呢？

设备本身价格差异比较大，有 1000 多万元的，有 3000多万元的，还有更贵的。从设备到装修到办证总投入大概在4000 万到 8000 万元。日常的运营维护成本也非常高昂。这种大型医疗设备，维护一次，就得数百万元。

有人说了，这是资本主义割我们的羊毛，这些设备也太贵了吧。怎么说呢，其实那些制造公司的投入也是巨大的。1985年西门子公司投资给 CTI 公司 250 万美元，几年后又花 3000万美元购买了 CTI 公司 49.9% 的股权，最后在 2005 年以约 10亿美元的价格完成了对 CTI 剩余股权的收购。除了收购的投资，大型医疗科技公司在技术研发上的投入也非常巨大。而这种产品，全球范围内一年也卖不了几台，单价不贵也不行啊。

　　在同一个维度上谈论解决方案，想把价格降下来，基本是死路一条。

　　重大问题的解决方案，必须在更高的维度去解决。

　　我和柳正老师一起设计了一款超级 PET 系统，日检测能力峰值达到 300 余例，是传统系统检测能力的 10 倍以上，这就带来了无尽的想象空间，我梦想的"人人有 PET"，在技术上是可行的。也许有一天，我们真的可以做到每人每年只需要花费 298 元，就能做一次 PET 检测。

# （三）步履为何艰难

2012 年，《卫生部办公厅关于规范健康体检应用放射检查技术的通知》的下发，是 PET 在中国应用的一个分水岭。在此通知下发之前，各医学影像中心、医院健康体检机构，都将 PET 作为新型健康检查手段，加大力度宣传，也获得了比较大的收益。卫生部办公厅的通知原文如下。

**卫生部办公厅关于规范健康体检应用放射检查技术的通知**

**卫办监督发〔2012〕148 号**

各省、自治区、直辖市卫生厅局，新疆生产建设兵团卫生局：

根据《医疗机构管理条例》《健康体检管理暂行规定》和《放射诊疗管理规定》，为有效控制健康体检中受检者受照剂量，切实保护受检者健康，现就规范健康体检放射检查有关事项通知如下：

一、健康体检应用放射检查技术必须按照《放射诊疗管理规定》《健康体检管理暂行规定》以及有关放射卫生防护标准的要求。

二、医疗机构应当制定放射检查质量保证方案和管理制度，确保放射检查的设备、人员和技术等方面符合国家相关法规、标准和规范的要求。

三、健康体检应用放射检查技术必须遵循正当性和防护最优化原则，在保证诊断影像质量的前提下，尽可能降低受照剂量，严格控制使用剂量较大、风险较高的放射检查技术。

四、医疗机构制定《健康体检项目目录》时，应当针对不同人群科学制定放射检查项目，不得将放射检查列入对儿童及婴幼儿的健康体检项目。

五、健康体检应用放射检查技术应当事先在体检方案或体检表中告知受检者该项检查的目的和风险。严格控制放射检查频次和受照剂量，一般每年在健康体检中应用放射检查技术不超过1次。

六、健康体检应当优先使用普通X线摄影、CR（计算机X线摄影）；有条件的地区，推荐使用DR（数字X线摄影）取代普通X线摄影和CR检查。健康体检不得使用直接荧光屏透视；除非有明确的疾病风险指征（如年龄在50周岁以上并且长期大量吸烟、心血管疾病风险评估为中高风险等），否则不宜使用 CT（计算机断层扫描装置）；不得使用 PET（正电子发射断层显像装置）、PET/CT、SPECT（单光子发射计算机断层显像装置）和 SPECT/CT。

七、医疗机构应当为受检者配备必要的放射防护用品，对非投照部位采取必要的防护措施；严格控制照射的范围，避免邻近照射的敏感器官或组织受到直接照射；对育龄妇女腹部或骨盆进行 X 线检查前，应当确定其是否怀孕，不得对孕妇进行腹部或骨盆放射影像检查。检查中除受检者本人外，不得允许其他人员留在机房内，当受检者需要扶携或近身护理时，对扶携和护理者也应采取相应的防护措施。

卫生部办公厅

2012 年 12 月 12 日

在 2012 年出台这个文件，我认为出于两方面的考虑。一是健康角度，PET 进入中国市场不久，对其研究不够充分，对其辐射量的研究还没有确定性的情况下，过分宣扬，怕有什么不确定的结果。二是经济角度，我认为这是最主要的考量方向。首先，能够配置 PET-CT 的机构都是国有机构，比如大型三甲医院，投资的钱都是国家出的，做一次 1 万元，如果很多老百姓都将其作为健康体检项目的话，那适用人群太广泛了。国家投资的目的是更好地为癌症患者服务，受众太多会与国家的初衷背离。2012 年以前，各个机构宣传推广力度也很大，这也与国家期待的方向不一致。

关于辐射，网上很多专家都强调这点。我认为不是很靠谱，未免有些人云亦云。还是要听真专家的声音。

**做 PET-CT 检查要受到一定量的辐射，这个辐射量有多大？对人体有没有危害？**

现在人们常说的 PET-CT 检查，通常是指临床上最常用的 $^{18}$F-FDG PET-CT 检查。$^{18}$F-FDG 是一种葡萄糖的类似物，临床常规用量大约是 370MBq，一次检查而导致的人体有效剂量远在 10mSv 以下，相当于一次常规平扫胸部 CT 检查的剂量。现在临床一般使用的是 PET-CT 仪，用低剂量 CT 扫描来校正 PET 图像。由低剂量 CT 扫描导致的人体有效剂量大约是 10mSv，两者相加，即相当于一次平扫 + 增强胸部 CT 检查的剂量。这个剂量是可以接受的，是安全的。

事实上辐射无处不在。"在人类身体里就可以找到天然放射性核素。我们的身体平均每分钟要经历几十万次的核衰变。"因天然辐射源的照射，全世界人均有效剂量是 2.4mSv/ 年（相当于进行了 2 次胸部透视检查的剂量）。其中内照射占了约 62.5%（主要是氡气体所致）。当然，各地的天然本底也不一致，少数高本底地区如印度 Kerrala 邦、伊朗 Ramsar 市、巴西Espirito Santo、广东阳江分别达到28mGv、6-360mGv、0.9-35mGv、6mGv。人类在这样的环境中长期繁衍下来，即使在高本底地区，也未发现健康异常，说明了人类具有耐受一定剂量的能力。

由于核科学知识不普及，很多人一听到放射源，就想到原子弹，就想到前苏联切尔诺贝利核电站事故，日本福岛核电站核泄漏事故，产生恐惧感。这是一种极大的误解。至今福岛50勇士无一人牺牲也没有健康状况异常的报道，重要的原因就是他们严格控制受照剂量在250mSv/年的范围内。一次PET-CT检查接受20mSv以下的辐照剂量更不会对身体造成直接的危害。

在检查前后，多喝水，勤小便，有助于把经尿液排泄的$^{18}$F-FDG迅速排出体外，有利于减低人体有效剂量。平常多吃水果、蔬菜，喝绿茶，有助于人体清除自由基，提高抗辐射损伤的能力。

——《明明白白做PET-CT检查》

按照陈教授的介绍，卫生部这个通知的原因我认为还是经济原因，太贵了。

"除非有明确的疾病风险指征（如年龄在50周岁以上并

且长期大量吸烟、心血管疾病风险评估为中高风险等），否则不宜使用 CT（计算机断层扫描装置）；不得使用 PET（正电子发射断层显像装置）、PET/CT、SPECT（单光子发射计算机断层显像装置）和 SPECT/CT。"

通知非常明确，不是确实需要，不得使用 PET。

那是不是就不能做了呢？肯定不是，做还是能做的，到任何一家医院或者第三方医学影像中心，都可以做，但是需要签署一份法律文件，就是证明自己有明确的疾病风险指征。这个其实很简单，比如高血压，比如觉得身体某个地方疼痛，怀疑是不是癌症，比如家族有人罹患癌症，想做个检查，等等。这也算一种对策吧。

但是，这个通知最大的作用就是，各个医疗机构不敢大张旗鼓地将 PET 作为一种健康防癌体检来宣传了。然后，网上各个专家也都不推荐将 PET 作为健康体检使用，慢慢的，风向就变了。

任何产品或服务，没有资本的推动，没有铺天盖地的广告，是不可能走向普及的。比如牛奶，没有"每天一杯牛奶，健康一个民族"等众多资本的推波助澜，中国人或许到今天，对喝牛奶都是抗拒的。比如咖啡，没有星巴克，没有数千家瑞幸咖啡的市场故事，咖啡怎么会走向中国的四五线城市？

再比如手机，从老板才用得起的大哥大，到如今人手一部或多部的智能手机，10 年时间吧，时间不长，但是却有数万亿资本的参与，庸俗地说，是钱把它砸普及的。

这个通知，最大的影响就是，商业资本不会进入了。没了资本的推动，任何产品想走入寻常百姓家，那都是不可想象的。

更为典型的是网约车行业，不仅有资本的推动，而且一直都是在与监管的斗争中成长起来的。国外的 Uber，中国的滴滴，起步时期都有各种政策的限制。今天，也没有任何人再提及他们的不恰当了。

但是，医疗行业是一个强监管的行业。任何变革、进步，都是需要漫长的努力的。我们看看 PET 使用的 FDG 是怎样获得批准的吧。

### 阿拉斯加共和党参议员 StevensT. 的参与使 FDG 获得批准

获得 FDA 的批准被证明是非常困难的。尽管医生指出所使用的放射性示踪剂的量是如此之微小，不会引起任何的毒副作用，但由于这些药物要引入患者体内，在一开始 FDA 认为需要与治疗药物一样进行严格的临床试验程序。Conti 回忆道："这是荒谬可笑的（因为 FDG 没有专利），竟然没有一个公司乐意发展它，而成千篇的论文显示它在临床上是多么有用。"1990年为了提高工作者和公众对 PET 的认识，Conti 进入非营利性组织"临床 PET 研究机构"（The Institute For Clinical PET）工作。然而，长期以来，这个组织努力的结果几乎为零。

直到 Phelps 向他的朋友，来自阿拉斯加的共和党参议员 Stevens T. 解释 PET 的巨大作用后，事情才有了转机。1977 年通过了一个规定，一些地方容许批准 PET 放射性示踪剂的使用和生产。几个星期后 Medicare 开始同意为 PET 检测付款。

与此同时，CTI 建立了全国范围内的药物供应网站"PETNET"，通过该网站可以供给各医院 FDG，避免了必须由各个医院自行使用自己的回旋加速器生产正电子核素的局面。20 世纪 90 年代中期，美国食品和药品监督管理局（FDA）证实 PET 采用的放射性显像剂是安全和有效的。从那时开始，PET 成为肿瘤学中价值无法估量的新工具，依靠它经常可以给出肿瘤的准确诊断、发现肿瘤的复发，并可以反映患者治疗的效果。也是从这个时候起，Medicare 开始逐步对一些确实有效的疾病付款并逐年增加。到 2000 年已经批准了对肺癌、食管癌、结肠癌、淋巴瘤、黑色素瘤、头颈部肿瘤、乳腺癌、难治性癫痫、阿尔茨海默病的诊断和心肌活力探测等做 PET 检查付款，并且批准付款的病种还在逐年增加。例如，在 2000 年排除了医疗给付项目以外的甲状腺疾病后，于 2004 年批准给付。这以后，PET 检查的患者数和 PET 仪的销售也开始大幅度上升。

—— 《明明白白做 PET-CT 检查》

因为一个参议员朋友的推动，才让这个产品走入正轨。这是非常偶然的事件，如果没有参议员，今天的 PET 会是怎样的？完全可能还处于实验室研究状态。

国外的 PET 应用是什么样的状况呢？

我也没去国外调查，只是听别人介绍，这块只能算道听途说，说是国外用于健康体检比较多，但是我还是持怀疑态度的。比较多是什么概念？普通西方国家老百姓都做得起？我觉得很难，国外也是这么贵。真正做的还是有钱的群体呀。以下是百度百科对 PET-CT 的介绍：

**中文表述：正电子发射计算机断层显像**

PET-CT 将 PET 与 CT 融为一体，由 PET 提供病灶详尽的功能与代谢等分子信息，而 CT 提供病灶的精确解剖定位，一次显像可获得全身各方位的断层图像，具有灵敏、准确、特异及定位精确等特点，可一目了然地了解全身整体状况，达到早期发现病灶和诊断疾病的目的。PET-CT 的出现是医学影像学的又一次革命，受到了医学界的公认和广泛关注，堪称"现代医学高科技之冠"。

PET-CT 是最高档 PET 扫描仪和先进螺旋 CT 设备功能的一体化完美融合，临床主要应用于肿瘤、脑和心脏等领域重大疾病的早期发现和诊断。

## 适应人群

（1）长期疾病史者

由于患病已久，如罹患乙肝、慢性萎缩性胃炎等，平日大多以药物控制，这类人尤其需要注意身体检查，特别是当症状程度逐渐加重时，一定要引起重视。

专家指出，具有长期慢性病史的人群应该定期进行 PET-CT 检查，排除一些病情加重及并发症，做得早期发现，避免更大的损失。

（2）肿瘤家族史人群

肿瘤家族史人群，是指家族几代都有肿瘤病史。经科学研究发现，癌症具有一定的遗传性，尤其是食道癌、肺癌、乳腺癌、胃癌、肠癌等常见恶性肿瘤，如父母有此类病史，子女患该病的概率比其他人高出数倍。因此，有家族肿瘤史的人群进行早期检测监控是非常有必要的。

专家认为，肿瘤家族史是评估发生基因突变风险和进行合理检查的重要指标，建议这类人群保持健康的生活方式和定期进行 PET-CT 防癌筛查的优良习惯。

（3）不良生活习性者

长期作息无常、暴饮暴食、酗酒抽烟、中老年女性下体不规则的流血、没有良好的卫生习惯等；平日经常咳嗽、咳痰、胸痛、痰中带血、呼吸困难等；大便不规律、便中带血、腹部肿块；进行性消瘦，体重下降明显等，这些情况均需引起人们的注意，通过准确的检查诊断，降低肿瘤的发生概率，或早期发现，早期治疗。

### 具体应用

（1）癫痫定位：对脑癫痫病灶准确定位，为外科手术或伽玛刀切除癫痫病灶提供依据；

（2）脑肿瘤定性和复发判断：脑肿瘤的良恶性定性、恶性胶质瘤边界的确定、肿瘤治疗后放射性坏死与复发的鉴别、肿瘤活检部位的选择等。

（3）痴呆早期诊断：早老性痴呆的早期诊断、分期并与其他类型痴呆如血管性痴呆进行鉴别。

（4）脑受体研究：帕金森病的脑受体分析，进行疾病的诊断和指导治疗。

（5）脑血管疾病：PET-CT 可以敏感地捕捉到脑缺血发作引起的脑代谢变化，因此可以对一过性脑缺血发作（TIA）和脑梗死进行早期诊断和定位，并进行疗效评估和预后判断。

（6）药物研究：进行神经精神药物的药理学评价和指导

用药，观察强迫症等患者脑葡萄糖代谢的变化情况，为立体定向手术治疗提供术前依据和术后疗效随访等。

（7）高级健康体检：早期肿瘤是可以得到治愈的，但大部分肿瘤发现时已经是中晚期了，故肿瘤的常规筛查不可忽视，PET-CT 简便、安全、全面、准确，是人群健康体检的最佳手段。

（8）肺癌检查：70% 肺癌确诊时已到中晚期，中晚期肺癌过了最佳治疗期，能够在早期发现肺癌病灶的最先进的影像学仪器显然是 PET-CT。PET-CT 的超高灵敏度使得探测人体神经系统微量功能代谢变成可能，不仅提高了病灶的清晰度和特异性，更大大提高了微小病灶的检出能力和确诊率，使定位更加准确。


总之，2012 年的这个通知尽管没有明文要求停止执行，但设置了前提条件。PET 在中国的发展一定是非常艰难的。现在的情况是，全国上千台 PET，每台年检测数达到 1500 例的比例不高。

再说，从 2012 年到 2022 年，PET 技术已经更新换代了好几次。时代在变，政策也需及时调整，否则就会限制产业的发展。

我个人的想法，任何人群在做这些检查前，确保其当年接受其他辐射的检测加上这次 PET 检测的辐射在一个完全安全的范围，远低于国家标准的范围即可。本来核医学这个"核"字就够吓人的了，普通老百姓哪里懂那么多呀，一提核，马上就想到核武器，想到切尔诺贝利，想到福岛核电站。再加上网上很多伪专家，他们也不敢说或者也没仔细研究，跟着起哄的多，容易把老百姓和市场带到一个极端的方向。这是不符合国家初衷的。若干年前多少专家在讲手机辐射呀，今天呢，销声匿迹了。

50 年来，PET 在全球已经有上千万例使用，没有任何一例医学事故的报告，其安全性经历了时间的检验。

关于辐射，这些年产品不断更新换代。辐射剂量也是逐步降低。联影的 2 米 PET，将辐射降低到 1/40。当然，这是理论值，实际运用肯定不会这么低。我还有一个大胆的想法，如果基于人工智能读片，PET-CT 中的 CT 是不是可以去掉。CT 是辐射的大头，注射到人体内的 112 分钟内有辐射的葡萄糖实际辐射剂量很小很小。PET 和 CT 的融合被认为是 PET 技术革命性的进展。当然这是指对罹患癌症的患者做肿瘤分期与治疗后效果评估而言。CT 在其中的作用就是提供解剖结构的高分辨率和精准定位。而作为预防性的早期筛查，只需要知道有没有，大概在什么方位就足够了。舍弃精准定位，减少 CT 的辐射和扫描的成本，这个是否可行呢？目前只是我的一个想法而已，还需要足够多的实证。

# （四）一箭双雕

2021 年春节前的一天，妹妹给我打来电话。

"老 P 走了。"

"走哪了？"我以为老 P 去国外了。

"去世了。"

老 P 是我的同事朋友，在我最艰难的时候，给过我很多帮助。

老 P 比我大两岁，但是看上去比我年轻不少。也许是学体育的缘故，身体很硬实。老 P 在去世前一天晚上还喝了半斤白酒，第二天早晨起床后站立不稳，摔了一下，然后就感觉不舒服，躺了一会儿，老 P 的爱人把他送到医院，在医院很快就走了。

医生没有做出明确的诊断。但是，确定是心脑血管疾病。老 P 走得很突然，才刚 50 出头。

老 P 去世没几天，就过 2021 年春节。我和王勇一起去云龙湖跑步，王勇讲他爱人的一个同事，突然晕倒，在医院待了十来天，没醒。大概率是植物人了，也是心脑血管疾病。

对比癌症，心脑血管疾病给老百姓的心理压力要小很多。人嘛，总有过去的那么一天。一旦癌症，晚期，带给患者和家庭的痛苦是无法言说的。心脑血管疾病最大的特点就是来得快，突然，就过去了。当事人来不及感受痛苦。有时候我们会开玩笑说，如果人能选择一种死法，宁愿选择脑出血那样的，突然就走了。

实际上，心脑血管疾病的致死率与癌症相当，并列为人类两大死因，都可称为"头号杀手"。有时候癌症致死多一点，有时候心脑血管疾病致死多一点。两者相加占了全球死亡人数的 60% 以上。

百度百科这样描述：心脏血管疾病是心脏血管和脑血管疾病的统称，泛指高脂血症、动脉硬化、高血压等所致的心脏、脑的缺血性或出血性疾病。心脑血管疾病是一种严重威胁人类，特别是 50 岁以上中老年人健康的常见病，具有高患病率、高致残率和高死亡率的特点，是我国居民最主要的死亡原因。

那么，心脑血管疾病有没有预防的价值呢？

心脑血管疾病最大的特点是猝不及防。

如果您知道自己有这方面的疾病，就应该从饮食、运动等各个方面去预防，这样发生猝死的概率会大大降低。更多情况，是 50 岁以下的死亡案例都是平时以为很健康，突然发病，生命就结束了的。

比如，高以翔，年轻帅气多金。在参加浙江卫视一档节目时突然去世，最后结论是心源性猝死。

有一个对比鲜明的例子。我一个朋友，老郭，瘦瘦的，心脏一直不好。但是，人家随身带着速效救心丸。平时生活非常注意，少糖少盐。因为他知道自己的不足，有准备，以便随时应对突发状况。

所以，心脑血管疾病的早发现也是相当重要的。

PET 在这方面，同样也是超强选手。

陈教授在《明明白白做 PET-CT 检查》中第七章应用篇（四）《肿瘤以外的 PET-CT 临床应用》中列了八个小节，其中七个小节中是心脑血管疾病的应用。

（1）$^{18}$F-FDG PET-CT 显像在心脏疾病中的应用——监测心肌活力；

（2）PET-CT 心肌血流显像在心脏疾病中的应用；

（3）$^{18}$F-FDG PET-CT 显像在神经系统疾病中的应用；

（4）$^{18}$F-FDG PET-CT 显像应用于癫痫诊断；

（5）$^{18}$F-FDG PET-CT 显像应用于检查痴呆；

（6）$^{18}$F-FDG PET-CT 显像应用于精神疾患；

（7）$^{18}$F-FDG PET 脑显像在各种生理活动中的表现。

　　这七大项应用中的第二项，在本书提出的"人人有 PET"计划中是做不到的，因为需要使用的是其他种类的核素，包括 $^{15}O$ 水、$^{13}N$ 氨水（$^{13}NH_3$）和 82 铷（$^{82}Rb$）等。而我们的"人人有 PET"计划是基于单一的核素 $^{18}F-FDG$ 的。其主要特点就是拥有超高的检测能力，传统 PET 每天检测最高也就是 30 例左右。超级 PET 日检测能力在其十倍以上，峰值达到 300 例。这也是单价可以达到千元以内甚至 500 元左右的前提和基础。如果采用不同的核素，检测能力必将大幅度下降，从而导致价格降不下来。所以，只能选择单一的核素模式。

　　除了在心肌血流显像中的应用，PET 在其他六项心脑血管疾病中的应用已经非常强悍了。


　　$^{18}F-FDG$ PET-CT 显像是检测心肌成活的"金标准"。在心肌缺血或梗死区有 $^{18}F-FDG$ 填充即判断为心肌成活。心肌 $^{18}F-FDG$ PET- CT 显像在进食或糖负荷下进行，需要与心肌灌注显像资料比对。

　　　　　　　　　　　　——《明明白白做 PET-CT 检查》


　　作为一种高端医疗设备，PET 的应用研究还处于起步期，还有巨大的潜力可以挖掘。PET 扫描最大的特色就是数据量极其庞大，依靠人工医师的读片，往往很难全面。医师往往根据患者的诊断需求重点关注某些部位，比如肺癌患者重点关注肺部及其他转移部位，很难去观察脑部血管的一些状况。这是人力的局限所在。如果是人工智能读片，每一次读片，再庞大的数据都是完完全全地读一遍，身体内各种状况可以全部读清楚。可以说，人工智能用于 PET 数据的阅读，未来前景广阔。

人体任何部位生命活动的运作都与葡萄糖的代谢有关。比如人脑，人的各种情绪和状态，比如愤怒、思考、悲伤、兴奋等在脑部都表现为人脑中相应部位的活动量增加，血供应量增加，氧消耗量增加，葡萄糖的消耗量也增加。PET 检测可以动态捕捉到葡萄糖分子在脑内运动、聚集的动态过程，为脑科学的发展提供了无限可能。

再比如，PET 非常容易产生伪影，假阳性。这是因为人体任何部位产生应急反应，都会引起相应的葡萄糖的聚集。所以，在做 PET 检查的时候，要求情绪保持稳定，也不能在上机前有不适当的运动，所有这些都会引起 PET 图像影像的失真。

这些失真的数据，容易误导人工医师。但是，对于人工智能而言，它在海量数据的阅读上具有天然的优势，更能清晰辨别某个部位的浓聚是肿瘤引起的，还是炎症引起的。

只有结合人工智能的超级 PET 才可能对每一个扫描对象

的身体做全面精准的分析。所以，人工智能时代，PET 在心、脑科学的探索，还有无限可能。我想，一定会超越陈教授所列的这几个方面。

我们在分析心脑血管疾病发病与年龄的关系时会发现，心脑血管疾病与癌症的发病率高度一致，都具有以下几个特点：

（1）35—40 岁进入高发期。40 岁不仅是癌症发病的转折点，也是心脑血管疾病发病的转折点。心脑血管疾病也有一个比较长的发病期，点滴积累，突破某个临界点，就会产生严重后果。

（2）日趋低龄化。心脑血管疾病的低龄化状况甚至要甚于癌症。这和现在年轻人生活压力大、高糖高油饮食、久坐、熬夜等生活习惯息息相关。

做一次 PET 检查，一箭双雕。把癌症和心脑血管疾病两大杀手都发现在早期，这是多么美妙的事情！

# （五）平民化趋势

超级 PET 是我和柳正老师沟通过的，有没有可能在将 PET 服务价格降低的过程中，我们设计出来这种超级 PET 系统。对比传统系统，该系统最大的优势就是检测能力大幅度提升。只有检测能力提升，才有大幅降低价格的可能，才可能有更广泛的使用，生产厂家才可能大规模生产，设备价格才能进一步降低，从而形成正向循环。这种可能的核心基础就是人工智能的迅猛发展。没有人工智能，就没有我们设想的超级 PET。

我们认为，这就是人工智能时代高端癌症早期筛查服务平民化的开始。

### 超级 PET，首先价格是低廉的

有次听华大基因 CEO 尹烨在视频中讲，一个科学家，他研究的成果如果不能转化为对老百姓有实际利益的产品，是非常痛苦的。对此我深表认同。

客观地说，经过科研人员和商业机构数十年的努力，PET在全球已经得到广泛的应用。其在癌症患者的肿瘤分期和治疗后效果评估等方面，包括健康人群的早期筛查方面，取得了极大的成就。从这点来说，该项技术的几位创始科学家非常欣慰。

但是，我认为，PET还没有发挥它真正的潜力。它在人类与癌症的战争中发挥的作用不到其可以发挥的十分之一。

讲一个简单的逻辑。

排除所有市场的要素。

如果全球70多亿人，每人每年做一次PET检测，97%以上癌症都能发现在早期，癌症问题不就算基本解决了吗？

拿中国来说吧，2020年有457万人罹患癌症，其中300万人死亡。多少人罹患癌症不重要，重要的是死亡人数太多了，而且死亡的过程特别痛苦。我们应该重点解决的是死亡率的问题。

降低死亡率有两个路径，一是事后解决，就是依靠治疗水平的提升。那等待30年也不一定能解决，远水解不了近渴。对我们这代人来说，等不起了。

二是预防。每个人每年做一个全面检测，如果457万人中400万人都是早期癌症，还能死亡300万人吗？也许30万人都不到。可是中国目前癌症早期发现率大约才十分之一。这个是今天就可以做，也是能做得到的。

真的需要有人去推动，我的力量太渺小了。

这又引出一个先有鸡还是先有蛋的问题。动辄大几千上万的价格，不可能做到"人人有PET"。做的人不多，价格下不来；价格下不来，做的人不多。

在这个问题上，很显然，必须是价格先降下来。

我设想的超级 PET ，第一步价格应该降到 1000 元以内，然后逐渐降到 500 元左右。至于梦想中的 298 元，可能需要更多时日。

这个时候我想到了周鸿祎的 360 杀毒软件。我也读过他的《颠覆者》。我设想的和他的有点类似，所以我给别人介绍这个都称之为"人类肿瘤防火墙"。一台电脑，没有防火墙，病毒多了，系统不行了，就必须格式化。一个人，癌细胞多了，到晚期了，就只能离开这个世界了。电脑是硅基生命，可以格式化重生；人体是碳基生命，没有格式化重生的机会。我们比电脑更需要一道防火墙，每年做一次全身的癌症检测就是建立一道防火墙。

360 杀毒软件的颠覆就在于免费。因为免费，每一台电脑装上了 360 杀毒软件。软件可以做到免费，因为边际成本是 0。PET 检测确实做不到免费，边际成本还是很高的。

但是足够便宜也是靠谱的，298 元一年，中国 14 亿人，没几个人承担不了。

所以，我们的超级 PET 必须是便宜的。这是平民化的根基。

### 超级 PET 必须是高端的

高端体现在两个方面。首先，采用设备，应该是最新的、最先进的设备。我在淘宝搜索，看到不少体检机构通过采用其他大医院淘汰的二手的 PET-CT，提供服务，价格相对低一些（只是相对低，也做不到千元以内）。

我们的超级 PET 系统，可以采用的设备，全球目前其实只有两款，都是最贵的。其他款都达不到我们的要求。

其次，必须是体验感比较舒适的。这个突出的方面就是快速。主要是躺在机床上保持不动的时间，应该是 1—2 分钟。整个过程是全自助、自动化的。

高端体现最关键在于持续性的健康观测和服务。你在任何一家 PET 中心检测，检测的结果使用一次，使用完毕，基本就丢掉了。因为你不可能每年都去做，就是每年去做，医师也不可能把你历年的片子都拿过来仔细地阅读、对比，这个人工是做不来的。而我们设计的超级 PET 系统，是基于强大的人工智能系统提供服务。你第一年扫描的片子存放在云端，第二年扫描后，人工智能系统不仅读你第二年的片子，而且会拿来与第一年的做对比阅片。第三年同样会与以前的片子做对比。如此累积，你身体健康状况的变化，就完全超越了人工服务所能观察到的结果。借助 AI 的强大力量，能做到太医般的健康管理服务。这个才是真正有意义的，也许，未来人类的寿命大幅度提升，就靠这个了。

### 超级 PET 是和谐的

毫无疑问，如果成真，超级 PET 将是革命性的。有可能带来的副作用就是破坏整个业态。你这边 1000 元以下的价格，医院和第三方影像中心近万的价格。会不会对医院和第三方影像机构造成破坏性的打击？从而对产业链下游到上游的整个体系形成破坏？

影响肯定是有的，但是有限。

超级 PET 不能为罹患癌症的患者提供服务。传统医院和第三方影像中心擅长的肿瘤分期和治疗后效果评估，超级 PET 是无法做的，因为它是高速的、标准化的操作。而对具体肿瘤的分期和治疗后效果评估，需要医师根据不同的癌症种类和诊断医师的需求调整设备的扫描参数。超级 PET 则是单一参数运行。

超级 PET 和传统 PET 是完全不同的赛道。传统 PET 主要为已经确诊肿瘤的患者提供肿瘤分期与治疗后效果评估服务。

全国癌症总人群每年约 450 万人。这类人群对价格不敏感。超级 PET 主要针对癌症高风险人群，每年做一次低辐射量 PET 服务，将癌症与心脑血管疾病发现在早期，并提供持续的健康服务。人群多，价格敏感。价格越低，市场空间越大。

### 超级 PET 在技术上是完全可行的

超级 PET 取决于两个主要技术的进展。一个是 PET 本身更新迭代。完成全身扫描的时间由半小时减少到 20 分钟再到目前的 5 分钟，甚至最快达到 40 秒。没有这个前提，指望一个创业型公司去做基础研发，这个可能性比较小。

第二个主要的技术进展就是人工智能的发展。

2016 年 3 月，阿尔法围棋与围棋世界冠军、职业九段棋手李世石进行围棋人机大战，以 4 比 1 的总比分获胜；2016 年末 2017 年初，该程序在中国棋类网站上以"大师"（Master）为注册账号与中日韩数十位围棋高手进行快棋对决，连续 60 局无一败绩；2017 年 5 月，在中国乌镇围棋峰会上，它与排名世界第一的围棋冠军柯洁对战，以 3 比 0 的总比分获胜。围棋界公认阿尔法围棋的棋力已经超过人类职业围棋顶尖水平，在 GoRatings 网站公布的世界职业围棋排名中，其等级分曾超过人类排名第一的棋手柯洁。

2017 年 5 月 27 日，在柯洁与阿尔法围棋的人机大战之后，阿尔法围棋团队宣布阿尔法围棋将不再参加围棋比赛。2017 年 10 月 18 日，DeepMind 团队公布了最强版阿尔法围棋，代号 AlphaGo Zero。

——百度百科

2016 年的人机大战，掀起了人工智能热潮，数以千亿计的资本疯狂涌入这个赛道。李开复在他的图书《AI·未来》中说，作为一个创业型的企业，不需要寻找到顶尖的人工智能科学家，只需要高水平的人工智能工程师，就可以达到开发的需求。实际上，很多人工智能的代码都是开源开放的。

每一次热潮过后，遍地都是死尸。这次也不例外。倒闭的人工智能公司数不胜数。今天，既是资本的寒冬，更是人工智能投资的寒冬。

但这并不妨碍人工智能在日常生活中点点滴滴的渗透。人工智能时代并不因资本的寒冬而停止前进。它，势不可挡。

为什么说人工智能技术是超级 PET 的基础。因为如果一套 PET 设备每天扫描 300 例，不说这么理想，哪怕只有 100 例，指望医师读片，医师累死也读不过来。而且培养一个熟练的读片医师需要的时间也很长，市场上，此类人才非常短缺。人工智能在这方面就可以轻松胜任，准确率胜过人工。一天 300

例片子，人工智能辅助读片，一个医师就可以轻松完成读片。

当然，技术方面也不是我能够做出判断的。我讨教了国内顶尖的行业专家。

实际上，和很多业内人士交流，他们都觉得不可思议。比如医院的放射科医师。他们的实际工作中，一天能做出 15 例以上就觉得不容易，很疲惫了。一天几百例，确实需要想象力。这其实是不同维度的思考方式。

### 超级 PET 具有普适性

所谓普适性，就是是否对所有人群都适用。陈教授在《明明白白做 PET-CT 检查》一书中最后一个章节就是谈论"PET-CT 的安全性"。

首先，做一次 $^{18}$F-FDG PET-CT 显像所受的辐射剂量相当于一次胸透 CT 检查的量，是安全并且可以接受的。检查前后多喝水勤排尿有利于减少受检者受到的辐射剂量。超级 PET 采用的是新一代的 PET，其辐射剂量更是低到一个新的层次，安全性更高，在辐射这块，只要有医师把关，将自己在同一年做的其他辐射检查项目如实告知医师，遵循医师建议，就是安全的。

其次，对一些过敏体质的人，对花粉、虾、蟹和碘造影剂等过敏的人，能不能做 PET-CT 检查的问题，陈教授给了非常肯定的回答："可以。"

超级 PET 使用的放射性药物是 $^{18}$F-FDG，这是一种葡萄糖的类似物，对人体无毒无害。$^{18}$F-FDG 临床常规用量大约是 370MBq，其葡萄糖质量仅 1ng（1 纳克等于 0.001 微克，也等于 0.000001 毫克），在生化上对人体不产生任何影响。

再次，糖尿病人能不能做，做的过程中需要注意什么情况？糖尿病人是完全可以做的。糖尿病人在做前需要将血糖控制情况告知医师，医师在测量血糖后，决定是做降糖措施还是补充糖分，将血糖控制在适当水平后再注射 FDG。

另外，做好 PET-CT 后，回到家中，会不会影响家属的健康。受检者完成检查回到家中，体内仍会有一定的放射性药物 FDG，家人与之接触会受到一定的外照射。不过，这个量很低，其上限约 0.1mSv，不到天然本底照射量的 1/20，还不及坐一次长途飞机受到的宇宙射线的照射量。FDG 主要通过尿液排出，上厕所后注意清洁马桶，多冲水即可。检查一天后，受检者体内的放射性药物就完全消失了，家属不再受到外照射。

综合来看，PET-CT 检查具有广泛适用性。作为一种普及性的重病防范手段，值得推广。

### 超级 PET 市场接受度是未知的

你有足够的检测能力，价格也很低，市场就一定接受吗？如此价格下，一个 PET 中心起步检测人数约为 1 万人。哪里找到这么多有需求的人。这是未知的。也是我写此书，推广此书的目的所在。这个巨大的梦想，需要有铁杆粉丝。

本书作者所期待并全力推动的平民化，能否成为一种现实，取决于有多少读者会对这些服务感兴趣；取决于有多少读者真的觉得癌症应该做早期预防；取决于有多少读者愿意和我们一起消除市场的不确定性。这句话很贴切：您现在的行动，决定未来十年癌症问题能否得到解决。

第四部分：

# 砥砺前行之路

# （一）造访劳特伯中心

对我们非技术型人来说，一个创业的想法出来，首先考虑的是怎样去找个技术合伙人。就这个事，难住了好多英雄汉。

我在 2014 年曾经做过一个无人机项目，基于伪卫星系统的无人机导航。我深刻体会到，任何合伙人，如果没有和你一起死磕的精神，都不会收到良好效果。当然，后来因为我自身变故，项目停了下来。到今天，我再看，也有不少团队在做这个方向，从另外一个方面说明，我的有些想法是超前的。

"人人有 PET"这个梦想出来后，第一步是摸索市场，我在徐州专门组建了一个团队，和某大型连锁第三方影像中心合作，摸索市场。至少对一线市场有了自己的认识。

第二步就是做技术认证。很多事情，光我认为行，那还不行，因为我不是这个专业的，得找到专门从事这个方面研究的可靠的专家。从联影 PET 的研发，我发现了一个机构：中科院深圳先进技术研究院劳特伯生物医学成像研究中心。PET-

MRI 就是联影和这家研究机构携手完成的。

下面是来自该机构官网的一篇报道：

### 深圳先进院高端医学影像团队荣获 2020 国家科技进步奖一等奖

2021 年 11 月 3 日，国家科学技术奖励大会在北京隆重举行。由上海联影医疗科技股份有限公司与中国科学院深圳先进技术研究院等单位合作完成的"高场磁共振医学影像设备自主研制与产业化"获得 2020 年度国家科技进步奖一等奖。

项目成果是产学研医的跨领域、多学科历时多年的联合攻关，研制成功了我国首型 3T 人体磁共振成像设备（简称 3T 系统）并实现产业化，是我国高端医疗设备国产化替代和自主创新一项里程碑式成果。该设备研制成功打破了长期国际垄断，使中国成为继美国、德国之后极少数几个独立掌握磁共振全部核心技术和整机制造的国家，改变了磁共振国际产业和技术格局；系列国产高端磁共振产品已经走进全国 31 个省、市、自治区的千余家医院，并实现了美国、欧洲等海外市场的逆向输出，有效缓解了老百姓在使用高端影像设备上看病贵、看病难的问题，实现了重大社会与经济效益。

自 2010 年以来深圳先进院与联影医疗公司开展战略合作，双方启动 3T 磁共振系统研发项目。项目创建了"软硬件协同"的磁共振快速成像技术体系，构建了影像数据"稀疏采集、快速扫描、精准重建"技术路径，攻克了系统核心部件和成像技术难关，获发明专利 124 项、授权美国专利 11 项，突破了国际知识产权壁垒，构建了自主知识产权体系。快速成像软件与电子学、谱仪、射频功放、射频发射线圈、梯度功放、梯度线圈和超导磁体等一系列关键核心技术实现突破，多项技术指标达到国际领先水平。如，发明了三维张量编码扫描技术、研制了世界最大孔径高场超导成像磁体、突破了业界最高功率的梯度功放部件；建立了高场磁共振整机自主制造体系；创新了心脏、大脑等快速成像序列和重大疾病定量诊断技术，与医院合作构建了全身临床应用技术体系等。一批成像新技术入选我国和国外影像学会专家共识和影像学诊断共识。

项目首席科学家、深圳先进院郑海荣研究员为项目第一完成人，上海联影医疗科技股份有限公司为第一完成单位，中科院深圳先进技术研究院为第二完成单位。

科技进步是国家发展和改善民生的强大推动力，为奖励在科技进步活动中作出突出贡献的个人、组织，调动科学技术工作者的积极性和创造性，国务院设立了国家科学技术奖。国家科学技术奖包括国家最高科学技术奖、国家自然科学奖、国家技术发明奖、国家科学技术进步奖和中华人民共和国国际科学技术合作奖五大奖项。

国家科技进步一等奖，这个分量大家都知道。

于是我寻找这个研究机构里面从事PET相关研究的人员，还真找到了。柳正，苏黎世理工大学（爱因斯坦的母校）毕业、欧洲核子中心的博士后，专门做 TOF-PET 研究。因为疫情，我和柳老师只能是邮件、微信往来。柳老师非常热情地给我讲解了 PET 的相关知识，并且研究了"人人有 PET"这个设想的技术可行性，证实从技术上是完全可以实现的。

5 月中旬，徐州疫情形势好转，成功摘星。我来到深圳。来到向往的技术圣地——劳特伯生物医学成像研究中心。

保罗·克里斯琴·劳特伯（1929 年 5 月 6 日—2007 年 3 月 27 日），美国化学家，美国匹兹堡大学博士毕业。由于在核磁共振成像研究领域贡献突出，他与英国科学家彼得·曼斯菲尔德一起获得了 2003 年的诺贝尔生理学或医学奖。

2007 年，为了激励中国发展医学影像技术，劳特伯教授将其获得的诺贝尔奖牌和奖章赠送给中国科学院深圳先进技术研究院。同年，以其命名的劳特伯生物医学成像研究中心成立，中心创始人为美国伊利诺伊大学香槟分校梁志培教授。劳特伯生物医学成像研究中心致力于建立一个国际化一流水平的研究单元，推动生物医疗成像技术取得创新性突破及生物医学应用迈上新台阶。

这是劳特伯医学影像研究中心的由来。行走在研究中心院内，有一种油然而生的敬意。在研究中心一楼的咖啡厅，看到年轻的科技工作者们在一起热烈地讨论，我的眼眶是湿润的。

## （二）寻找天使

到深圳和中科院的朋友讨论确定技术方案后，下一步就是想办法找投资。

有很多投融资 APP，创业工场、鲸准、路演时刻等。

你会发现，这是一个资本寒冬的年代。

在这些 APP 上，投资人大多处于静默状态。你给 100 位投资人发消息，可能一个月内，100 位投资人中只有 10 位投资人的消息处于已读状态，能够礼貌回复的也许有两三位，也许没有。

我去一家福田的孵化器拜访一位投资人。偌大的一个孵化空间，一整层的空间，使用率不到 10%，那个萧条感呀。

不只是资本寒冬，也是创业寒冬。

就这样的时日，有一家天使机构非常活跃。

它就是奇绩创坛。

我将项目上传到 APP，至少有 5 位奇绩的投资经理详细了解过。在一位投资经理邀请我申请奇绩的创业营后，还有新的奇绩的投资经理和我联系，我只好礼貌回复，已经申请过了。

这是中国唯一还活跃的"天使"。

逆势而动，不浪费每一次危机。这是一家伟大的机构。

这也是一个割创业者韭菜的年代。

你在任何一个投融资 APP 上，不花钱那是寸步难行的。时间回到 5 年前，创业项目去哪里还需要花钱呀，都是各种免费的平台。而今，网上各种创业导师、商业导师，火了一批又一批，这都是割创业韭菜的。

有一些投资机构，打着投资的旗号，收取各种费用，实际上永远也不会投资。

这也符合商业规律。淘金的没发财，卖淘金用的牛仔裤的发了财，做淘金咨询顾问的发了财。

有一家天使机构，肯定是不割韭菜的。

它就是奇绩创坛。

它的规则是，给你投资 30 万美金，占 7% 的股份。举办创业营，不收取任何费用，指导你怎么创业；举办路演日，集中召集上千位投资人参与，帮你打开后期融资大门。

申请没有任何门槛，哪怕只是一个想法，都可以申请。

但是，申请通过，是非常难的。据官方报道，通过率大概只有不到 1%。2020 年 6 月春季创业营，3494 家创业公司申请了创业营，只通过了 33 家。

更多的项目是技术驱动的项目。在我们普通人眼里很高大上，充满未来感。选几个来看看。

（1）密码子

一句话介绍：致力于 DNA 数据存储全产业链技术和产品开发的科技公司。

业务简介：密码子基于成熟的大规模酶催化 DNA 组装技术，自研数据——DNA 模块编解码算法及软件，优化适应于大数据存储的 DNA 生化反应及工艺，实现 DNA 数据存储在应用上的突破。密码子核心技术自主 IP 并通过专利布局保护，开发自动化的 DNA 数据读写一体设备。密码子将以 DNA 存储设备为核心，深度融合行业级软硬件、搭建冷热数据分层存储架构，为政企客户提供一体化解决方案。密码子通过与典型行业的深度合作，实现与现有文件存储系统的无缝衔接，逐步建立 DNA 数据存储的行业标准，进一步从档案数据、政府数据、医疗数据、自动驾驶数据等市场切入，扩展至各个数字化相关的行业。

（2）EXA TECH

一句话介绍：用数据中心级别存储阵列技术和芯片化能力为卫星制造赋能，做太空信息基础建设的提供商。

业务简介：EXA TECH 拥有全球领先的航天存储技术，

为用户定制宇航级高可靠存储系统方案，是中国第一家完成在轨验证的商业航天存储公司。公司自主研发的存储控制器芯片于 2020 年流片成功，下一代星载存储系统（AS3）4 年已有 6 套在轨运行。

（3）Second State

一句话介绍：开源 runtime 让软件定义的汽车更安全、开发更容易、迭代更快。

业务简介：Second State 是一家开源基础软件公司，其主要产品 WasmEdge 是为边缘计算优化的 mission critical，实时、轻量级、高性能软件执行环境（也称 runtime 或者虚拟机）。Second State 以软件定义的汽车为业务切入点，解决汽车软件化、平台化与生态化的痛点，致力成为汽车软件的开源事实标准，建立一个有强网络效应的基础软件平台。产品也可应用在机器人、智能工厂、边缘云、SaaS 的嵌入式函数等场景。Second State 曾获得 SIG 海纳亚洲 A 轮投资。

这些项目有两个关键词：科技、未来。

这也是目前资本市场的最爱。毫无疑问，这是一个正确的方向。

不过，如果有其他创业的朋友，非技术出身也不必悲哀。真正做大的，非技术也是大把大把的。苹果，你认为它是技术优势吗？其实不是的，第一代苹果的触摸屏技术其实是夏普实验室做出来，闲置在那里，不知道有什么好的用途。乔布斯，看好并买断了这个技术然后做出苹果手机。优步是技术取胜吗？显然不是，是市场。滴滴第一版产品是委托别人开发的，起初很烂，是后来投资人进来后再拉扯技术团队重新开发。Airbnb 属于技术优势吗？很显然也不是。美国前 30 位的科技企业，至少一半不是因为技术优势而成功。

把话题说远一些，希望能鼓励到非技术出身的创始人吧，也算是自我激励。非技术出身的创始人优点是想象力更大。影响一个创业项目最大的还是创始人的想象力，是想象力驱动人类走向更广阔的星辰大海。马斯克，无数人的偶像，也是我的偶像。他的成就不是源自他写代码的能力，而是他的想象力。殖民火星、电动车、真空管道运输、太阳城、OPENAI、脑机接口、人类未来实验室……哪一个不是因为想象力而生！

我只是想象了一下"人人有 PET"，用物理的方法解决癌症问题而已。

我在 2020 年秋季就申请过一次奇绩创业营，没有通过。但这并不影响我对奇绩的无限向往。

最早认识奇绩的创始人，陆奇博士，是读了一本书《闪电战》，书的作者是推特的创始人，陆奇博士为这本书中文版写序。我感觉很有意思，闪电战的思想在商战中的应用我特别认同。

从这时开始，我才去了解陆奇博士。他原来是微软的副总裁、百度前总裁。最激励我的不是这个，而是陆奇博士比我年龄还大，还能奋斗在创业的第一线。做创业营，完全是个累活。无论脑力还是体力那都是相当累，而且，回报不一定高（奇绩的回报还是很好的）。多少天使投资人都被拍死在沙滩上，天使投资，100 个能出 1 个就算还好的了。站在大部分人的角度看，陆博士都不应该做这个（有人说早期很多天使投资都是怀着做慈善的目的去做天使投资，这个非常可信）。

但陆博士却做了。而且，是从 YC 中国合伙人开始做起。从百度总裁到 YC 中国合伙人，这中间的落差，一般人可能忽视了。百度总裁，打工皇帝。YC 中国合伙人，和王阳明去贵州龙场驿当一名没品级的驿丞差不多吧。在 YC 的版图里面，中国那就是个零呀。王阳明在龙场悟道，而陆博士把 YC 中国做成奇绩创坛。我认为这会是陆博士人生的一个开悟成大道的过程。

天使投资真难。

巴菲特说，潮水退去，才知道谁在裸泳。创业创新的热潮之下，无数的创业者，怀着激情与梦想，一头扎进创业的浪潮里。多少天使投资人与投资机构一腔理想，与创业者共泳。

创业却永远是九死一生的事。这世界 99% 的人其实不适合创业（当然不包括开个超市之类的个体生意）。创业对人的各项能力的考验，实在是残酷。我们都喜欢骂企业家冷酷、势利。其实，他们是最值得尊重的人，是商业推动了社会科技的发展，是商业改善了人们的生存状况，是商业将人类的梦想带到无尽的星辰大海。

曾经占据媒体显要位置的天使投资人，而今都静默了。成功的人寥寥无几。多少的金钱、汗水、激情都随风而逝。

奇绩创坛，在潮水退去时，依然如此鲜亮。

**附：我们在奇绩创业营申请回答的十几个问题。**

尽管我通过奇绩的选拔希望极其渺茫。但一般也很难找到成功通过选拔的项目的申请资料，作为一个参考，开阔思路也是不错的。对创业者来说，回答清楚这十几个问题，就是把自己思路理清的过程。我经常回看，思考。我认为，每一个创业者，在做之前，无论是否报名奇绩创业营，去试图回答这些问题，都能有意想不到的好处。说的比较直白，如果这十几个问题都没有合适的答案，创业就应该停止，成功无可能。

**公司名称（如果公司还未注册，可填写预想名称）**

深圳中科卫康科技有限公司（拟）

如有公司官网，请提供链接。

http://www.taiyiweikang.com

**产品名称**

太医卫康——癌症防火墙

**请对产品进行一句话概括（15字以内，如"极其方便的云端协作文档""开源自动驾驶技术"）（这个问题是标配，每一个投资机构都会问）**

将全癌种早筛由万元级降至千元内

**请简单描述一下公司的产品**

太医卫康——肿瘤防火墙项目：借助 AI 辅助阅片及全流程自动化整合设计，形成全新的超级 PET 系统，将价格昂贵的 PET 全癌种早期筛查价格由万元级降至千元以内。填补国内千元以内全癌种筛查的市场空白。通过人工智能数据由横向（多用户）向纵深（同一用户多年的身体扫描数据组合分析）累积，突破 AI 医疗落地的瓶颈，为用户打造太医般的健康管理服务，实现"人人有 PET，人人有太医"的企业愿景。

公司的业务属于哪个类别？

人工智能，医疗。

请问你目前居住和办公在哪个城市？

深圳。

请描述一次你打破常规并付诸实践的经历。

第一代网络游戏《传奇》大火的时候，我玩《骑士》游戏，第一次在网上买游戏卡，感觉这个太有意思了，就成立了迪卡通科技公司，做电子彩票（那时候物流没有），在错误的地方（徐州，招人才太难了），投资了几百万，失败了。

请用一两句话说说，除了创建这家公司之外，你做过最了不起的事是什么？（这个问题，唉，真没做过什么了不起的事。惭愧）

登过两座山，慕士塔格和雀儿山；受过巨大的苦难，初心不改，斗志不灭。

你是个技术型创始人吗？

否

如果入选了创业营（2022 年 8—11 月在北京举办），你会定期前来北京参加活动吗？

是

你们公司近六个月的进展如何？（技术开发、用户获取、营收和融资等）

1. 完成了超级 PET 技术论证，在技术上可行；

2. MVP 准备好了，以推广图书的形式拓展第一批种子用户，书名《颠覆者计划——让癌症发现在早期》，也在徐州专门成立公司代理销售某大型第三方影像中心的 PET 业务，深入第一线了解了市场。我们在徐州将 6900 元一次的 PET 降价到 3980 元一次，迅速召集了 30 多个客户，但是合作影像中心紧急叫停。我对市场非常有信心。

公司的产品或者服务已经开始进入市场了吗？

否

请描述技术平台的原理（如有相关文章发表，请列出）。该技术平台上公司内部是否有进行过验证？如有，请展示相关项目的验证性数据总结。

1. 技术进展。市场上 PET 技术发展已经达到最快 40 秒扫描全身，探测精度 0.3cm。这是我们超级 PET 系统的基础。

2. 政策方面。国家卫生健康委员会 2021 年 6 月 30 日发布的《国家卫生健康委办公厅关于印发<社会办医疗机构大型医用设备配置"证照分离"改革实施方案>的通知》（国卫办财务发〔2021〕12 号），社会办医疗机构乙类大型医用设备配置许可实行告知承诺制。

**与上次申请相比，主要的进展和变化有哪些？**

1. 团队市场技术配置完毕，技术论证完成；

2. 市场拓展引流产品（MVP）完成，此次融资主要用于种子用户的培养。

**你的用户是谁？你为他们解决什么问题？**

1. 40 岁以上，罹患癌症风险急剧上升的人群。

2. 如果家族有癌症疾病史，年龄则应该提前至 35 岁。

这部分人群建议每年做一次全癌种早期筛查。

都需要每年做一次全癌症早期筛查。

但是癌症有 88 种，每种都有不同的早期发现方法，不说做 88 种，做 10 种也是身体和经济无法承受的。市场上缺千元以内全癌种早筛解决方案。

将最高端的 PET 用于做早期筛查，是杀鸡用牛刀。做好市场，好的策略就是用牛刀杀鸡。

**你为什么会选这个想法来创业？你在这个行业有什么专业知识？**

家人癌症多发，自身为重度癌症焦虑者。

我认定几个非常确定的点：

1. 癌症每年导致大量的人死亡。

2. 几乎每个人都会听到熟悉或不熟悉的人因为癌症死亡。

3. 每年做一次 PET 检测能够发现约 97% 的早期癌症。

4. 早期癌症基本都是可治，对生存质量影响很小。

5. 如果 PET 价格降低到千元以内，相当一部分人可以承受这个价格。

6. 如果 PET 价格降低到五百元以内，中国人大部分都能承受得起。

7. 没有其他千元以内全身癌症早期发现的解决方案。

总结：中国人每人每年都能做一次 PET，90% 以上癌症都发现在早期，癌症问题就用物理的方法解决了。

现在唯一不确定的是市场。所以我们正在用最小的代价获取用户，做市场测试。

你的产品有什么特别的地方？现在用户在使用什么替代品？

太医卫康超级 PET 系统：

1. 1—2 分钟全身扫描，能发现约 97% 以上早期癌症（系统设计为 3 分钟，2 分钟扫描，1 分钟上下）。

2. 借助 AI 及自动排队管理系统，日扫描峰值比传统 PET 提升 10 倍以上，达到 300 例。对应的服务价格日服务人次达到 120 人，服务价格可降至 999 元，日服务人次达到 300 人，价格可降至 500 元以内。

3. 比传统 PET 更低的辐射传统辐射约为 13.5—20mCi，超级 PET 可降至约 5mCi（需要结合扫描时间实际海量运行达到最佳数值）。

4. 更少的人力需求，全自动化设计，比传统 PET 使用的人力更少。

替代品：有钱人做 PET-MRI 一次 1.5 万元；比较有钱的做 PET-CT，数千元到一万元；普通体检，查出来大部分都是晚期；没钱没单位的选择无视。我们第一批用户应该是体检替代用户和家族有癌症病史的高风险人群。


现有竞争对手和潜在竞争对手是谁？你最害怕谁？请具体提供与现在市场上竞品的比较分析。

如果千元以下做 PET 可以推出，现有体检市场将受到降维打击。

一旦第一个 PET 中心建立成功，可快速复制。现有的医院和第三方检测中心想跟进，需要废掉原有系统和市场，并花至少一年半的时间完全重新做一个系统。所以，他们还是继续做罹患癌症的患者的市场（我们不做）。

**在你的行业里，有什么大多数人都不同意的但你认为是对的观点？**

1. 在与影像科医师交流中，他们认为不可能一天做到 300 例，他们一天做 15 例都累倒了；合伙人柳正专门做 PET 研究，刚一听说也觉得是天方夜谭，但是我们一起把其中每个细节都分析后，发现没有问题。

2. 很多朋友坚决反对，认为链条太长，可能一辈子都建不起来一个超级 PET 中心。或者市场根本就不吃这一套，"人人有 PET"根本就是一个梦。

现在经济不景气，都想走轻资产，走捷径。这些年，我最大的领悟就是，捷径才是最难走的路。

我的坚信就是，总要有人去推动，哪怕最终不是我，只要有人能做到，也是成功。

你的商业模式是什么？你预测你做的这个市场有多大？

极低的价格（每年支出从 999 元到 599 元到 399 元，用物理手段解决癌症问题），获取海量的用户。检测费用的收入能支持超级 PET 系统投资在 2 年左右收回成本。市场的想象空间放在用户逐年全身扫描数据的累积，给 AI 大展宏图的机会上，我认为是颠覆性的，至少会颠覆体检行业。

你怎样获得早期用户？

这是一个关键问题。如果花几千万把超级 PET 建起来了，再去拉客户，是极其危险的。可能客户还没拉到，就叫运营给压垮了。

我们推出了一本书《颠覆者计划——让癌症发现在早期》。通过各种方法推广图书，这是第一步工作，能读书的基本都是铁粉了。

为什么现在是最好时机做这个事？有什么市场驱动因素产生？

1. 设备端是比较好的时机。

2. 设备端还有一个重要设备就是回旋加速器，这个供应商很多。

3. 政策成熟了。

4. AI 的开发也不昂贵了。

**已经注册，该公司注册地点在哪里？如果还没有注册公司，你们的公司计划注册在哪儿？**

计划注册在深圳。

**公司是否收到过投资？**

没有收到过投资。

**如果你还有其他的创业想法，也请一并告诉我们。这也许会成为我们录取的重要原因。**

我作为创始人的上海狐朋科技，主营业务是无人机伪卫星导航系统，注册了不少专利，就是准备做点对点无人飞机。我认为无人驾驶飞机（滴滴打飞机）更容易实现商业化（现在也有人做了，不过他们选择是旋翼，我认为硬翼靠谱）。

自身变故，项目停那儿多年了，现在只想着"人人有 PET"。

**请告诉我们一件你们发现的奇妙或有趣的事情。**

奇妙而有趣的事就是站得足够高，能看到更广阔的世界；

站得足够低，就能看到更真实的世界。


**你第一次是通过什么方式听说奇绩创坛的？**

读陆奇推荐的《闪电战》，然后了解陆博士。


**是什么原因促使你决定申请奇绩创坛的项目呢？**

还有比这个更好的天使机构吗？

第五部分：

# 致创业者
# 死也要在前进中死去

为梦想窒息的贾跃亭跑了，但不妨碍我们对价值与情怀的追求。很多时候，价值观与情怀就是骗子华丽的外衣，人们嗤之以鼻。我非常欣赏《三体》中维德的一句话"前进，前进，不惜一切前进"。为了"人人有 PET "的梦想，即使是死，也要死在前进的路上。

本书书稿完成后，我发给一些熟悉和不熟悉的朋友，希望他们能提出一些问题，哪怕是非常刻薄的问题，我集中收集在这里，一一阐释，用一种特别的方式表示感谢。

人工智能在医疗行业从落地到普及，2032 年就可以达到的吗？如果可以，会不会到时候也用不上 PET 了，直接放个智能小医生进身体，见一个坏蛋消灭一个。未来医师的标配必须有 PET 吗？但是我更钟情拎着三根手指头仗剑走天涯的中医师哦。

在小帅的故事中，太医节约医保支出的事实可否大做文章，争取得到政府层面的支持呢。最后，我记住了书中的一句话：即使我已落魄如一只鸡，那也必须是美味正宗的大盘鸡。共勉！

这个问题问得很优美。谈到人工智能的问题，这是一个大问题。我先说一说，2017 年左右非常火的赛道就是 AI+ 医疗。人工智能技术发展中，发展最成熟的就是计算机视觉识别，就是我们熟悉的看图。这个其实已经渗透到我们生活中的方方面面了。比如，小区出入车牌识别、人脸识别支付等，都是人工智能的典型应用。那时候为什么 AI+ 医疗这么火？因为医疗里面，影像科是一个主要部分，CT 有影像、B 超有影像、X 光有影像、核磁有影像、PET 有影像，这些都依赖医师去人工读片。所谓读片，不就是看图吗？这个人工智能太强了。不要说 2032 年了，几年前多少人工智能创业公司做出的读片系统，其读片能力在与医师对抗比赛中完胜人工读片。

但是，到今天为止。真正做 AI+ 医疗成功的企业还没涌现，尽管也有上市的，但是，市场落地，还是极端困难。什么是落地呢，就是你的系统开发出来给谁用呀？肯定是给医院用。但是，医院不愿意支付费用。免费的，欢迎；付费，一边去。这就是现状。

《穿越 2032》做了一个大胆的想象。前提是很多的人接受了癌症早发现很重要这个观点，并积极参加"人人有 PET"计划。因为只有参与的人多，才会有更多的基础数据，人工智能才能发挥其能力。所以也不存在用不着 PET 的事情，PET 是为人工智能采集数据的，是人工智能的基础。

为什么小说里讲每个医师都配上我们的 AI 系统呢，因为免费给医院用。我们不依靠向医院收费存活，所以落地容易。

"直接放一个智能小医生进身体，见一个坏蛋消灭一个"

这个想法其实很天才的，也有人在做这方面的工作，类似生物机器人吧。不过 2032 年估计是实现不了的，不能抱过高的期待。

"未来医师标配必须有 PET 吗？"这个问题肯定是否定的。这只是一种畅想。医师不需要有 PET，但是人工智能基于 PET 取得的数据可以获得强大的健康管理能力，作为医师的辅助手段，肯定是受欢迎的。如果免费给医师用，这也极有可能成为医师的标配。

"太医节约医保支出的事实是否可以大做文章？"肯定可以，但我们目前的团队没有这个能力。

**人工智能的阅片技术已经发展到什么程度了？是否已经运用到临床诊疗？**

已经有不少拿到医疗许可证的。技术方面的进步肯定是毋庸置疑的。但毕竟是医疗，人命关天的事，政府还是非常谨慎的。

我们这个项目的人工智能定位有两点：一是作为医师读片的辅助系统，不单独工作，最后由医师把关、签字；二是我们只做癌症与心脑血管疾病预防筛查工作，不提供治疗方面的服务。发现受检者体内有异常的情况，提出警报，受检者再去医疗机构确认。

更多的是从法律与医疗规范方面的考量。同时，也是期望不影响 PET 产业生态链。医院和其他第三方影像机构做一次大几千元，你做一次只要几百元。没有赛道的区隔，伤了生态，也会伤自己。

**PET 和肿瘤物标记筛查相比有什么优缺点？**

如果说 PET 是一种物理的方法，肿瘤标记物肯定是化学的方法，生物学的方法。关于肿瘤标记物，本书最后一节的附件《中国肿瘤防治核心科普知识 (2021)》中有详细的描述。

肿瘤标记物是指在肿瘤发生和增殖过程中，由肿瘤细胞生物合成、释放或是机体对肿瘤细胞反应而产生的一类物质，这些物质可存在于肿瘤细胞和组织中，也可进入血液和其他体液。肿瘤标记物的血清水平一般与恶性肿瘤的发生、发展、消退、复发等具有良好的相关性，当肿瘤发生发展时，这些物质明显异常，可以利用生物化学、免疫和分子生物学等技术对其进行定性或定量检测。

我们人体每天大约产生一万个癌细胞，所以几乎所有的肿瘤标记物检查结果都不会是"零"，有一个正常范围，只要数值在正常范围内就是正常的。体内有癌细胞，不意味着就会得癌症。由于人体正常的免疫功能能够及时地将癌细胞吞噬，所以一般人不易得癌症。并且，肿瘤标记物升高并不等于患上肿瘤，因为有许多情况可导致肿瘤标记物升高。

不同的恶性肿瘤所选取的肿瘤标记物是不一样的，单个的肿瘤标记物对某个肿瘤而言，它的敏感性和特异性都不是特别的高，所以在临床工作中，要选择某几个肿瘤标记物的组合去做，针对某一个肿瘤去做组合的检查。

比如肺癌，检查 CEA、SCC、CF21-1、NSE、CA125，这就是对于肺癌的肿瘤标记物做了联合的检测。肿瘤标记物有时候也可以作为肿瘤的筛查。

比如原发性的肝细胞肝癌。目前而言，最有效的筛查手段是 B 超加上甲胎蛋白的检查，后者甲胎蛋白就是一种肿瘤标记物。

如果将肿瘤标记物作为癌症早期筛查的主要手段，有两个问题是难以解决的。一是可靠性的问题；二是多样性的问题。尤其是第二个问题，每一种癌症针对的标记物都不一样，总不能 88 种癌症查 88 种标记物吧。

客观评价 PET 和肿瘤标记物，我认为多种手段相结合会是一个比较好的选择。对付癌症的第一道关卡就是 PET。PET 发现某个部位有不正常的浓聚，再针对该部位的肿瘤做标记物分析。

**目前在提高人们早期预防意识方面还有哪些工作开展？**

工作千头万绪，我以为，目前最紧要的是广泛确立"预防就是治疗"这个观念。

一本书，太长了，现在的人没有过去那种沉稳，为什么玩抖音就是 15 秒内带走你的眼球，我也是嫌太长没空看。

写那么多让人读，要个理由呢？

现在你要以客户为核心而不是人家以你为核心，你写的为什么要看，还那么长？

这几个问题，就是一个问题。你为了说明"人人有 PET"这一个事情，写一本书，还这么厚的一本书。现在哪有几个人会看书的呀？能不能想一些更简单的方法去影响和传达给用户呢？

首先，无论在什么年代，书籍永远是人类进步的阶梯。不能小看一本书的力量。虽然看书的人很少了。但是，只要内容有吸引力，还是有一部分人，可能只是极小一部分人，会认真地读完这本书。我相信，读完这本书的读者，一定会成为我们"人人有 PET"事业的积极参与者与推动者。中国 14 亿人口的一小部分，也是相当庞大的人群，值得我去为他们努力。

其次，写书的过程，也是一个梳理我这个事业的最好过程。在写书的过程中，能够更深入地思考。一本书写出来了，未来的各种可能性也都在头脑中演练了一遍，更加坚定我的心志，更加坦然地面对各种质疑与冷嘲热讽。创业之路多艰，九九八十一难，每一难都是鬼门关。没有坚定的信仰，如何走得下去。

再次，我自己也是一位深度阅读爱好者。很多的书籍，给了我无穷的力量。即使在最灰暗的岁月中，书籍都是最好的朋友。《时间简史》《大设计》《穿越平行宇宙》《原则》《基因传》《三体》等，即使我的梦想未能实现，我也希望有一天有一个人会说："《颠覆者计划——让癌症发现在早期》是一本好书，值得一读的好书。"

你的题目感觉和文章内容有点不相符，你的文章内容意思是预防癌症做检查，但你的题目让人理解是如何解决治疗癌症，感觉标题有误导或者哗众取宠之嫌。不如实事求是改个合适的标题！

这个问题一看，我还是有点惊恐的，我起这个标题是不是制造噱头，哗众取宠呢？我仔细分析了一下，我认为在逻辑上还是很自洽的。

原来的标题为《用物理方法解决癌症问题》。

解决癌症问题，人们更多地以为就是什么癌症都能治了，那叫解决癌症问题。这是一种错误的认知。

解决癌症问题，有两种路径。第一种是防，第二种是治。

本书提供的解决方法是防。PET 查癌确实属于物理学范畴的医学手段，只是价格昂贵。我们将价格降低到人人皆可承担的水平，如果中国乃至全世界 90% 以上的癌症都能发现在早期，癌症还可怕吗？算不算解决癌症问题了呢？

我们从 360 杀毒软件说起。病毒肆虐的年代，杀毒软件都是由两部分组成，一是防火墙，一是杀毒软件。杀毒软件并不是一直在工作，它是用户启动，才会开始杀毒。防火墙的作用在于 24 小时监督，一旦发现病毒，立刻提示启动杀毒。如果没有了防火墙，病毒多且深入系统，这时候再启动杀毒软件，有些毒也是杀不了的。这个时候，我们会选择格式化，重做系统。

电脑可以格式化，人却不行。

我们把各种治疗癌症的方法比喻成杀毒软件，也是比较恰当的。如果给人们架设一道癌症防火墙，一旦发现癌症，在早期阶段启动治疗，可治愈率是非常高的，付出的经济、身体的代价也比较低。如果没有这道防火墙，让癌症自由生长，直到我们的身体有了不适的感觉，我们的治疗方法与手段真是无能为力了。

我们做的就是癌症战争中的"360"的一部分。这是目前最要紧的部分。50 后、60 后、70 后、80 后，不能等着癌症治疗技术的发展，我们必须现在就开始自救，架起我们生命的防火墙。

最后，标题还是改了，正如这位朋友所言《用物理方法解决癌症问题》会让人以为用物理方法治疗癌症呢。改成《颠覆者计划——让癌症发现在早期》就比较直接准确了。

你的想法，实在是件伟大且功德无量的事情，让人肃然起敬。书的表述风格，有国外畅销书的味道。

如果把"千元做PET"当成一个产品，事情的侧重点似乎已经变成了营销问题——如何把产品卖出去。教育消费者，改变消费观念，是个大大的课题，不容易。

"如何让这本书变成一本畅销书"，也是一个营销问题，可以成为你的手段之一。

道长且艰，我当砥砺前行。

30个团购的市场调研，是不是单薄了。

是的，很单薄。所以才有这本书，这应该是很好的市场调研方法了。

当你写这本书的时候，你脑海中是否有了特定的读者群？你希望什么样的群体会看你的书？是癌症患者，还是普通人？

我希望，35 岁以上，无论男女，都应该看一看这本书。40 岁是个分水岭，罹患癌症的风险已经非常高了。这时候，如果还没有任何防范意识，是相当危险而且对自己是不负责任的。

但是呢，我又把希望放在年轻人身上，我希望 90 后、00 后也能看看这本书，我相信他们接受起来比 80 后、70 后、60 后要容易。如果由他们来说服自己的父母，引导自己的父母，这个效果会好很多。刚开始写这本书的时候，我定的名字是《帮父母解除癌症焦虑》。

但是，我有一个预估，不知道准不准。真正愿意花钱买这本书的很可能是目前或曾经家庭有癌症患者的读者，正处于极度的焦虑与难过的时候，因为他们会疯狂地搜索可能的信息与知识，更有可能接触到这本书。我也相信，他们购买后也会感到超值的。因为我也是深度癌症焦虑者，也是深深感受过那份难以承受的苦难的。只有受过那份苦难，才会真正懂得我的梦想与愿景的价值所在。

《雪球》报道，中国核医疗装备配置严重不足且国产化率偏低。2019 年美国每百万人 PET/CT 保有量为 7.8 台，中国为 0.3 台，仅为美国的 4%；美国每百万人 SPECT/CT 保有量为 43 台，中国为 0.6 台，仅为美国的 1.4%；美国、英国、日本等每百万人口放疗设备超过 7 台，我国仅为 1.8 台。全国放疗类设备市场中，瓦里安（Varian）和医科达（Elekta）等国外品牌市场占有率超过 90%；核医学影像设备市场中，通用电气（GE）、飞利浦（Philips）、西门子（Siemens）等国外厂商占有率则超过 95%。你是怎么看待这样的差异的？这是否说明国外 PET 应用在癌症的早期筛查上比较普遍？

事实上，国外用 PET 做早期肿瘤筛查比国内的普及时间要早得多。而且，国外价格一点也不比国内便宜。

**大家都说，医疗行业水特别深。你作为一个非医疗行业人士，你认为由你来推动"人人有 PET"是否合适，优势在哪里，劣势又在哪里？**

"只缘身在此山中"。一位医疗行业内人士想做出颠覆性的产品是非常困难的。在突破性的事件面前，传统的知识积累往往是阻碍。

"人人有 PET"是一个将不可能变成可能的事情。对一位医疗行业人士来说，是很难想象的。

如果说劣势，我觉得也就是起步困难一点点而已。我不认为这点劣势能够阻挡我。前天和一位女投资人在中科院里面的咖啡厅交流了一下午。见面前，她认为这在技术上是不可能实现的。当我和我们的合伙人柳老师一起给她讲具体的细节后，这方面的顾虑就没有了。但是，我认为她还是没有真正读懂我们的事情。我问她，她认为我们的项目属于哪一类，她回答是"模式创新"。从内心说呢，我真有点提不起太大的兴致去谈了。

在一个过于宏大的想法面前，很多人会觉得这个不可能，那个不可能。因为在大部分人的理解范畴里面，宏大本身就是个问题。

补充问题：一部分人讳疾忌医，对于体检尤其高端体检，比如筛查肿瘤等，莫名其妙恐惧和避讳，如何推动？

你我共同推动！

事情都得有第一次，恐惧也好，避讳也好。

第一次去做，每一个人都会害怕，会恐惧，担心查出癌症。（晚期，如果查出早期，那是幸运）一旦做过一次，第二年再做的时候，就很坦然了，因为有足够的信心，即使发现了癌症也超高概率是早期癌症。相当于在与癌症斗争的汪洋大海中，我们坐上了诺亚方舟。

是的，又突然想起一个问题，肺部结节目前越来越普遍，PET 有哪些优秀表现？

这种具体到医学的问题不适合由我来回答。用小菜一碟来形容一点也不过分。

一个不太成熟的问题若如你所愿，PET 大量普及，作为家人，如何引导没有任何症状的癌症患者走向筛查肿瘤的 PET，不至于造成对方心理负担？

只要你从科学理性的角度认清了事情的本质，就不会有此担心了。对自己的身体负责，是对整个家庭的负责。

你认为你的"人人有 PET"最大的挑战是什么？造成您这个梦想无法实现的最大可能的原因会在哪里？你认为钱是最关键的因素吗？

钱不是关键问题，但至少在此时此刻，钱确实还挺关键的。

原计划把书价格定的低一些，实体书 19.9 元。后来想想，这不利于正向循环，还是定在 49.9 元吧。这样，把卖书的利润再投出去推广，让更多的人了解。所以，我亲爱的读者，您买一本书，就是帮我和属于我们共同的防癌斗争事业。

但是钱，肯定不是关键问题。关键问题还是每一位读者的接受度。如果 60% 以上的读者都认可这个事情，我们就会有足够的力量去获取投资，建设超级 PET 中心，享受科技的福利。

如果你做成功了，你没有考虑马上会有很多的抄袭者？在中国，比你有钱有资源的多的是，为什么会是你呢？作为创业者，你有没有做好成为先烈的准备？

在中国创业，做先烈的心理与应对准备都没有，那还创什么业呢？

我抱着非常开放的态度，欢迎有人抄袭。每一个抄袭者都是对我最大的认可。中国这么大，世界这么大。癌症这么肆虐。每一个抄袭者都是战争的参与者，参与的人多了，我们的战斗力才足够强。

解决癌症问题，我欢迎抄袭者。

如果您也有强烈的创业欲望，有好的资源或能力，我们的团队也非常需要。来吧，一起战斗吧！

第六部分：

# 附　件

# 《中国肿瘤防治核心科普知识(2021)》——
# 预防、筛查篇

2021 年全国肿瘤防治宣传周主题是"健康中国健康家——关爱生命科学防癌""点亮抗癌之路助力健康中国"。为此，中国抗癌协会组织全国肿瘤防治权威专家专门制定了《中国肿瘤防治核心科普知识（2021）》，并于 2021 年 4 月 11 日正式发布，该核心科普知识从健康管理、疾病诊治、康复疗养等多方面就广大群众关心的话题进行了重点科普，涵盖肿瘤预防、早筛、诊断、治疗、康复等内容，共分为"筛查篇、诊断篇、治疗篇、康复篇、预防篇"五大章节，每个章节包含 5 个观点，目的就是为广大人民群众提供科学、权威、全面、易懂的防癌治癌知识。

# 《中国肿瘤防治核心科普知识 (2021)》——预防篇

## 1. 肿瘤是什么?

肿瘤已成为目前严重威胁人类健康的疾病。2020 年最新数据显示我国恶性肿瘤每年新发病例已达 392.9 万人，致死人数已达 233.8 万人。

肿瘤是指机体局部组织的细胞在各种内在和外界的致瘤因素长期作用下，逐渐发生的过度而不协调生长所形成的异常新生物。通俗地讲，如果把各种传染病看作是外界生物对人体的侵袭，那么肿瘤便是人类自身细胞的"叛变"。

肿瘤包括良性肿瘤与恶性肿瘤，后者则是常说的"癌症"。良性肿瘤，顾名思义，就可以知道它是一种良性的疾病，它的生长速度通常比较缓慢，一般不会侵蚀和破坏邻近的组织器官，也不会向远处发生扩散转移，因此它的危害相对来说较小。恶性肿瘤生长速度通常比较快，并具有侵袭性及向远处扩散和转移的性质，会对人体会产生严重危害。如果没有得到及时有效的控制，可能会导致死亡，也正是因为这一点，所以一直以来人们才普遍"谈癌色变"，对癌症心存恐惧。

### 2. 哪些因素会导致肿瘤？

中国最常见的 23 种致癌因素：

4 种行为因素：吸烟、二手烟、饮酒、缺乏锻炼；7 种饮食因素：摄入不足：水果、蔬菜、膳食纤维、钙；摄入过多：红肉、加工肉类制品、腌菜；2 种代谢因素：体重超标、糖尿病；2 种环境因素：PM2.5 污染、紫外线辐射；8 种感染因素；1 种细菌：幽门螺旋杆菌；6 种病毒：乙肝病毒（HBV）、丙肝病毒（HCV）、人乳头状瘤病毒（HPV）、EB 病毒（EBV）、人类免疫缺陷病毒（HIV）、人类疱疹病毒 8 型（HHV-8）；1 种寄生虫：华支睾吸虫（肝吸虫）。

### 3. 我国癌症现状

2018 年全球将有约 1810 万癌症新发病例及 960 万癌症死亡病例，其中亚洲在后者占近七成。数据显示：中国癌症的发病率、死亡率均列全球首位。全球每新增 100 个癌症患者中，中国人占 21 个。

中国癌症发病率最高的前 10 位分别是肺癌、乳腺癌、胃癌、结直肠癌、肝癌、食管癌、宫颈癌、甲状腺癌、子宫癌、前列腺癌。全球每死亡100个癌症患者中，中国人占将近24个。平均每天都有6000多人死于癌症，每分钟就有将近5人死于癌症。

中国每年新发病例392.9万，发病率男性高于女性。按地域区分：华南最高，西南最低。总体城市高于农村。城市地区：肺癌、乳腺癌、结直肠癌等高发；农村地区：食管癌、胃癌、肝癌等消化道肿瘤及宫颈癌高发。

另外还表现出其他特点：

· 死亡率农村高于城市

· 我国癌症发病首位：男性——肺癌，女性——乳腺癌

· 肺癌仍是我国死亡率最高的癌症

· 与感染和贫穷有关的癌症发病率有所下降（食管癌，胃癌，肝癌）

· 与生活方式西化有关的癌症疾病负担迅速增长（结直肠癌、乳腺癌）

· 我国传统高发而预后较差的肿瘤死亡率在逐年降低（食管癌、胃癌，肝癌，肺癌）

· 需要注意的是，结直肠癌、前列腺癌和乳腺癌的死亡率仍具有上升趋势。

## 4. 癌症可以预防吗?

癌症其实是一种可防可治的慢性病。癌症的发生是一个长期、慢性、多阶段的过程。从正常细胞演变为癌细胞,再形成危及人体健康的肿瘤,通常需要10至20年,甚至更长的时间。

世界卫生组织提出:三分之一的癌症完全可以预防;三分之一的癌症可以通过早期发现得到根治;三分之一的癌症可以运用现有的医疗措施延长生命、减轻痛苦、改善生活质量。

国际先进经验表明,采取积极预防(如健康教育、控烟限酒、早期筛查等)、规范治疗等措施,对于降低癌症的发病率和死亡率具有显著效果。我国实施癌症综合防治策略较早的一些地区,癌症发病率和死亡率已呈现下降趋势。

## 5. 怎样预防癌症?

《黄帝内经》就指出:"圣人不治已病治未病;不治已乱治未乱。"其"治未病"思想包括:①未病养生、防病于先;②欲病救萌、防微杜渐;③既病早治、防其转变;④瘥后调摄、防其复发。这些可做为防治恶性肿瘤病的基本原则,和现代医学的肿瘤三级预防有异曲同工之妙。肿瘤的一级预防是病因预防,即采取有效措施,避免或消除各种对人体产生致癌因素,使癌症不发生,是最彻底最理想的防癌方法。牢记四字诀：合理饮食、适量运动，戒烟限酒、心态平衡、充足睡眠、定期体检。二级预防是早期发现，早期诊断，早期治疗；二级预防核心是：定期体检，规律性体检。特别是对高危人群进行体检，以期行早期发现、早期诊断及早期治疗，阻断疾病向更严重的方向发展，当前的医学技术手段，早期发现就能早期治疗，就能取得好的疗效，治愈率非常高。发现癌前期病变并在真正发病前干预，是二级预防的理想目标。三级预防是改善生活质量，延长生存时间。对已发生癌症患者，进行规范化治疗，尽力提高生存率和肿瘤控制率，减少并发症，降低毒副作用，减轻由癌症引发的疼痛，提高患者生活质量是预防概念的广义延伸。关键点在于规范化诊疗，即涉及癌症诊断及治疗的每个环节都应规范，保证治疗方法和治疗流程是正确的、先进的、权威的。

### 6. 癌症会传染吗？

恐惧是与生俱来的人体自我保护功能。因为恐高，许多人避免了跌落致死；因为怕血，许多人从此心中向善不事杀生；因为怕火，许多人避免了烧伤烫伤。在这个"谈癌色变"的时代，每个人都对癌症心存恐惧，担心癌症也会传染给自己，尤其是看到一些"家族性癌症"的现象，更是视其为洪水猛兽，对癌症患者敬而远之甚至是冷暴力驱逐，导致癌症患者很难回归正常生活，造成相对紧张的生存状态，恶化了患者与其他人的正常社交。但到目前为止，还没有证据表明癌症本身会传染。大量的数据表明，长期接触癌症患者的医生和护士的癌症发病率并不比普通人群高。正确认识癌症，就会正确对待与癌症患者的相处，不仅可以和癌症患者握手，也可以和癌症患者同桌共餐。

虽然说癌症不会直接传染，但是癌症患者身上若是带有致癌病毒，则经常与其接触的人就有被传染的可能性。宫颈癌及其癌前病变的祸根，已被证实是人乳头瘤病毒（HPV）感染了，此外，幽门螺杆菌和肝炎病毒也分别是引起胃癌和肝癌的重要病因。这三种导致癌症的病毒或细菌都有一定传染性，所以更要注重预防。

### 7.癌症到来有哪些预警信号？

癌症之所以难对付，主要原因还是发现晚。在目前的医学技术水平下，肿瘤被发现时，80%的病人已经是中晚期。肿瘤难发现，并不等于无法早发现，只是很多人在平时不愿意了解肿瘤预防的知识。其实，很多肿瘤侵袭时，机体都有早期报警信号，只要我们提高警惕，及时发现这些信号，就会早期识破肿瘤。

为便于记忆，我们将肿瘤的早期报警信号总结成容易记忆的"五字诀"，即：血、块、痛、烧、减。

（1）血（出血）：除了女性正常月经以外，人体任何一个脏器不明原因的出血，并且迁延不愈，都有可能是肿瘤的早期报警信号。

a. 不明原因鼻出血，排除外伤、外力、天气干燥或高血压所造成的一过性鼻出血，可能是鼻咽癌、血液病等肿瘤；

b. 咳血、痰中带血，排除天气干燥、牙龈出血或过劳引起的暂时性出血，可能是肺癌的表现。

c. 尿血，特别是出现无痛性血尿，伴有腰部不适，可能是膀胱癌、肾癌；

d. 大便带血，如果同时伴有排便习惯改变，里急后重（腹痛窘迫，时时欲便，肛门重坠，便出不爽），可能是结直肠癌的早期表现；

e. 女性乳头出现血性分泌物，可能是乳腺癌或乳腺导管肿瘤；

f. 女性绝经后，又发现阴道出血，可能是宫颈癌的表现。

（2）块（异常肿块）：肿瘤尤其是实体肿瘤，相貌丑陋，往往是一个或几个不规则的肿块。

a. 身体浅表部位，出现经久不消或短时间内迅速增大的肿块，特别是伴有瘙痒、溃烂、渗出等；

b. 乳房发现不规则肿块，双侧不对称，尤其是出现"橘皮样"改变，极有可能是乳腺癌；

c. 甲状腺发现肿块，突然发不出声音或者声音突然变得嘶哑，除了看内分泌科外，还要到肿瘤科看一下，以免甲状腺癌、喉癌等肿瘤漏诊。

（3）痛（疼痛）：长期持续加重的疼痛，都可能是肿瘤早期信号。

a. 头痛，进行性加剧，伴恶心、呕吐（喷射状呕吐更为危重），视物不清，这可能是脑瘤的表现，也可能是肺癌等肿瘤流窜到脑部（脑转移）造成的。出现上述症状，一些患者往往只是去神经内科就医，但是，一定要看过神经内科之后再到肿瘤科咨询一下，排查一下是否有脑部肿瘤，以免延误治疗时机。

b. 颈部疼痛，伴有压迫感，紧缩感，发硬，出现颜面部水肿，这可能是肿瘤侵犯压迫人体上腔静脉，造成血液回流受阻导致的；

c. 胸骨后疼痛，灼烧感，下咽不顺，这些可能是食管癌和贲门癌、胃癌的表现。

（4）烧（发烧）：发热时间超过一周尤其是超过十天，一定要考虑感冒之外的疾病，除了合并的肺部感染等，肿瘤的嫌疑也不能排除。如果持续发烧，尤其是长期低热，同时伴有体重下降，盗汗（晚上熟睡后出汗）等，儿童要警惕白血病等血液系统肿瘤（家喻户晓已故童星邓鸣贺，白血病就是这样发现的），成年人要排除淋巴瘤、肝癌、肾癌等肿瘤来袭的可能。

（5）减（体重减轻）：成年人尤其是中青年人，在没有刻意减肥的情况下，短期内体重不明原因减轻，并且呈进行性下降，在排除甲亢、糖尿病、结核等疾病后，有可能是消化道肿瘤、肾癌、淋巴瘤等肿瘤在作怪。因为肿瘤这个贪吃的家伙在与我们的机体争夺营养，我们吃进去的食物都被肿瘤偷走了。如果体重减轻的同时，伴有肤色发黄和疼痛，更要积极检查，排除"癌中之王"胰腺癌等肿瘤的可能。

当然，肿瘤一旦造访，肯定会有很多动静，除了上述五大表现外，还可能会有其他表现。当上述"血、块、痛、烧、减"这些症状出现时，应及时到医院进行相关检查，警惕肿瘤来袭。

### 8. 运动真的能防癌抗癌？

俗话说：练出一身汗，小病不用看。日常生活中，我们经常提倡运动，这是因为，人体各种机能的有效运转缺少不了运动。现代社会中，人人都有着巨大的社会压力，不爱运动的人也大为存在。但是，运动和健康之间有着十分紧密的联系，它是保持健康的灵丹妙药。

运动的确能够防癌，经常运动者的免疫机能较好，这是抗癌的第一道防线。运动预防癌症的原理主要包括以下七个方面，但需要提醒，这里指的运动都不是剧烈的运动，而是长期的，有恒的有氧运动。运动能增加免疫细胞，人体免疫细胞的数量可随运动量的增大而上升，从而使癌细胞在形成之初就被消灭。相反，久坐不动者由于缺乏足够的免疫细胞，容易患癌。运动本身也会刺激体内某些激素的分泌，加快骨髓生成白细胞的速度，增加吞噬细胞的能力，对体内出现少量的癌细胞，很快就会被众多的白细胞围攻歼灭。运动还可改善人的情绪，运动时大脑会产生能引起人体身心愉快的物质，可以消除忧愁和烦恼，抑制不良情绪的侵蚀。运动能锻炼人的意志，增强战胜癌症的信心和毅力，对战胜许多疾病都是至关重要的。

### 9. 癌症会遗传吗？

就目前病因学研究结果看，癌症与遗传有关，但癌症并不会直接遗传。有癌症家族史的人并不一定就会得癌，易感人群和高癌家族成员也不是对任何癌症都易感，但是得癌症的可能性要比其他人大一些。这是由两方面的因素决定的。一方面某些恶性肿瘤具有遗传易感性，家中有血缘关系的亲属罹患恶性肿瘤，家庭其他成员在这方面的患病风险也会增大；另一方面是因为同一家族的人，生活环境和饮食习惯往往具有非常多的共同点，某些不良的饮食生活习惯也会导致恶性肿瘤发病的家族聚集性。

在所有癌症中，存在明显遗传倾向的仅占5%—10%。如果家族中有一人患癌，不必谈癌色变；如果直系亲属中2—3人患同一种癌症，可高度怀疑有家族性患癌的倾向，但必须通过基因检测予以排查。癌症是一种慢性病，从发病到晚期一般需要5—20年，有癌症家族史的人群做好早期肿瘤筛查、早预防、早干预，就能延缓或预防癌症。建议向医生咨询家族癌症遗传的相关特征，定期进行筛查，最好每年12次。

癌症风险取决于致癌基因、生活方式、环境因素等的综合作用。有癌症家族史的人群，要注意减少对化学致癌物的接触，降低易感基因发生癌变的风险，常见的化学致癌物有霉变食品中的黄曲霉菌，熏烤类食物中可能含有的多环芳烃，腌肉和腌菜中的亚硝酸盐等。

坚持健康生活方式，增强免疫力也有助防癌。注意膳食均衡、规律运动，保持合理体重，改掉作息不规律、吸烟饮酒等不良生活习惯。

## 10. 癌症和饮食有关系吗？

"民以食为天，食以安为先。"常言道："病从口入"，肿瘤也不例外，有相当大一部分肿瘤是"吃"出来的。一个"癌"

字三张口，"胡吃海喝加瞎抽"，"癌"字似乎也在形象地告诉我们，它是一口一口堆积如山，吃出来的疾病。肿瘤其实是可以通过合理饮食预防的！这句话在全球肿瘤医生口中基本上都是通用的。权威的科学实验结果和科学调查证实：约35%的癌症和饮食因素有关。世界癌症研究基金会和中国癌症基金会曾发布报告，提出预防癌症的10条建议，其中6项内容与饮食有关。近年来，多家研究机构也发起各种研究去验证它。

坏消息是，肿瘤常常因为我们胡吃海喝而来袭！随着人们的物质生活水平普遍提高，老百姓的餐桌也一年比一年丰盛，鸡鸭鱼肉、蔬菜水果、大米白面，想吃就能吃到啥。很多人在饮食上存在诸多误区，特别是一些崇尚"舌尖上美食"的年轻人，在饮食上坚持"嘴巴享福、胃肠受罪"的错误选择，"胡吃海喝加瞎抽"的年轻人大有人在。坚持合理饮食"五字诀"，就可远离诸多肿瘤。合理饮食"五字诀"：苦、酸、素、新、淡。

"苦"（苦味的食物）：美国科学家认为，苦瓜、苦丁茶、野菜等苦味食品，是维生素B12的重要来源，其主要成分中的氰化物对正常细胞无破坏作用，但对癌细胞有强大的杀伤力，并能抑制癌细胞中的细胞色素化酶，使之发生代谢障碍而"自杀"死亡。

"酸"（酸味的食物）：苹果（有酸有甜）、葡萄、桔子、橘子（也称橙子）、菠萝、提子、酸枣（也称山枣、野枣）等酸味水果，富含维生素 C，有一定防癌抗癌作用。酸奶中的乳酸菌，能把糖分解为乳酸，抑制大肠内腐败菌类的繁殖，减少毒素的产生，并吞噬致癌物质，对结直肠癌等肿瘤菌等有一定的预防作用。

"素"（植物性食物）：大豆、薯类等粗粮（大米、白面等精细食物之外的主食，统称粗粮），以及新鲜蔬菜、水果等植物性食物，富含纤维素，常吃可刺激肠蠕动，缓解便秘，加速肠道有毒、有害及致癌物质的排泄，对结直肠癌等肿瘤君等有一定的预防作用。

"新"（新鲜时令食物）：科学家分析，生的新鲜时令蔬菜，尤其是十字花科的蔬菜里含有醌和酚，醌可冲淡致癌物质并加速其排出体外；酚可阻止癌细胞的代谢。另外，蔬菜内的干扰素可将癌细胞拒之体外，而新鲜蔬菜中的 β—胡萝卜素可使患癌的机会减少 1/3。

"淡"（清淡低盐食物）：肿瘤流行病学专家调查表明，高盐饮食与胃癌等肿瘤君的高发有关，如果每天吃 10—15 克盐，胃癌发病和死亡率便会增高。原因是高盐饮食会刺激胃酸和胃蛋白酶分泌，造成胃粘膜发炎、肿胀、溃疡、出血、萎缩，容易发生癌变。

# 《中国肿瘤防治核心科普知识 (2021)》——筛查篇

### 1. 为什么癌症一发现就是中晚期？

癌症并不是一蹴而就的，很多癌症发生发展过程包括癌前病变、原位癌和浸润癌，从正常细胞发展到癌细胞需十几年的时间，但为什么很多人癌症一发现就是晚期？经过大量的调查研究和分析，肿瘤专家们给出了三种原因：

第一，"讳疾忌医"，小病拖成癌；不少人都有讳疾忌医的心理，总觉得自己得的是小病，不但不愿意去医院看医生，或者"不看病，就没病"，结果小病拖成了癌；还有的患者轻信偏方、自己乱用药物，不仅耽误了治疗，还可能会加重病情。

第二，不少癌症的早期症状与普通疾病症状相似，容易被忽视；发现癌症早期症状也是治疗癌症的有效措施之一，然而不幸的是很多早期的症状，都被大家忽视了。世界卫生组织曾经提出"八大警号"作为人们考虑癌症早期征兆的参考。上文中我们也提到了一些预警信号。

第三，体检、做检查时方法不对。虽然以上这些表现，并非特异性的，不能简单地对号入座，但是需要提醒大家重视，一旦出现，应到医院进一步检查以明确诊断。另外要注意的是，癌症早期甚至晚期都可以没有任何症状，因此推荐适龄人群或某些肿瘤高危人群主动进行防癌筛查。

## 2. 癌症如何早发现？

上文提到，癌症到来之时会有一些预警信号。除此之外，定期做防癌体检，也是早期发现癌症的重要途径之一。大部分癌症，都可以归为慢性病，在某种程度上来说，均是可防可控的。只要养成良好的生活习惯，及时发现早期信号，就可以有效地挽救生命。要早期发现肿瘤，除了个人应重视身体的微小变化、及时就医外，定期做防癌体检也是早发现肿瘤的重要途径。防癌体检的目的，是发现早期肿瘤或者获取受检者高危因素，从而预防肿瘤的发生。防癌体检由肿瘤专科医生来完成，体检项目由目前肿瘤专业公认的检测手段组成。

### 3. 年年体检，为什么癌症还是没查出来？

如今人们都重视健康体检，然而，年年体检，却仍难以发现早期癌症。很多人都是因为出现了临床症状到医院就诊，才发现癌症已到了中晚期。这是为什么呢？

首先，大多数常规健康体检是基础体检，如血常规、尿常规、血糖、胸片等，这些检查项目针对的并不是癌症。其次，早期癌症体积微小，常规体检及影像学检查，很难发现。再次，有的癌症生长在隐蔽部位，善于玩"躲猫猫"，造成漏诊。最后，癌症善于打游击战，浸润转移是癌症最险恶之处，让人们防不胜防。

众所周知，癌症如果能够早期发现，根治的机会就会大大增加。但遗憾的是，在无症状的情况下，通过常规健康体检及筛查能够早期发现的癌症很少，目前世界医学界公认的只有乳腺癌、结直肠癌、子宫颈癌、前列腺癌等几种。而日常我们看到的癌症患者，大多是因为出现了或多或少、或轻或重的临床症状就医后才被确诊的。

### 4. 防癌体检和普通体检有什么区别？

防癌体检，不同于一般的健康体检。所谓常规体检，一般包括血脂、血压、血糖、乙肝五项、腹部B超的检查。而防癌体检则不同，所谓防癌体检，是指在健康状况下或没有任何症状的情况下进行的一系列有针对性的医学检查。它的目的，就是为了查出早期的肿瘤，同时发现已经存在的发生癌症的高危因素。一般的健康体检，通常不包括肿瘤筛查，健康体检虽然也能检查出一部分癌症早期患者，但很容易出现"漏网之鱼"。防癌体检特指肿瘤专家结合体检者的自身情况和个体需求，做相应部位的防癌检查。如防肺癌体检，体检时注重肺部CT检查；怀疑有胃癌或有高危胃癌家族史的病人，可重点做胃镜检查；肛门指诊是普查直肠癌的简单方法，长期便血或者大便习惯异常者必查。

### 5. 哪些人需要做防癌体检？

第一，年龄因素。40—50岁是癌症的高发年龄，一般认为40—65岁的人都应该定期进行防癌体检。鉴于多数癌症有年轻化趋势，体检起始的年龄可提前。

第二，性别因素。男性应注重像肺、肝、食管、胃、结直肠、鼻咽、胰腺、肾、膀胱、喉、胆囊、甲状腺等的检查，女性除做以上项目的检查外，还应定期进行乳腺、宫颈、子宫、卵巢等妇科检查。

第三，遗传因素。许多癌症有家族聚集现象，遗传学研究也证明癌症存在一定的遗传基础，因此，有血缘关系的三代家族成员中有一种或几种癌症患者的成员，应尽早定期做防癌体检。对于几代家族中都有同样癌症病史的成员更应引起高度重视。

第四，心理因素。在健康人的体内，虽然正常细胞也存在着发生突变而成为癌细胞的可能，但人体的免疫系统能在这些细胞增殖之前及时地将它们破坏和消灭。如果人的情绪或心理长期压抑，则会抑制人体的免疫机能，从而影响免疫系统对癌细胞的识别和消灭功能。

第五，生活方式。营养不平衡、饮食不卫生、经常不运动、烟酒不节制、心理不平衡、睡眠不充足、生活不规律、劳逸不结合等均为与癌症发生有关的生活方式。

第六，地域和职业环境。某种癌症高发区人群应特别注意做有关检查。生活环境受致癌物污染严重的人员，工作中经常接触放射性物质、紫外线或有毒化学物质（如亚硝胺、苯、砷、偶氮染料等）的人员，应列为防癌普查的对象。

### 6. 防癌体检有哪些检查方法？

防癌体检有五大"法宝"："体、验、影、理、断"，即"体格检查，抽血化验，影像检查，病理诊断，基因诊断"。入院后，医生会根据您的病情特点，为您量体裁衣、有计划有步骤地用这五大"法宝"。

（1）询问病史：仔细了解发病的经过，对肿瘤早期发现十分有益。

（2）体格检查：约有75%的癌症发生在身体容易发现的部位，因此，传统的身体检查，即视、触、叩、听具有重要的意义。

（3）常规检查：定期进行血、尿、大便常规检查。在必要时可做具有特异性的肿瘤标记物检查，如甲胎蛋白、癌胚抗原等。

（4）影像检查：包括X线透视、拍片、各种造影、体层检查（CT）、ECT、磁共振检查、B型超声波检查、核医学检查。

（5）病理学检查：脱落细胞检查及活组织检查。

（6）内镜检查：包括食管镜、纤维胃镜、纤维结肠镜、支气管镜、膀胱镜、宫颈镜。

（7）放射免疫学检查：EB病毒抗体检测等。

## 7."一滴血就能检测癌症"是真的吗?

"一滴血就能检测癌症"这种说法已经被多次辟谣，这个"测"不是"检测"而是"监测"。现实的情况是，目前尚没有某一项万能的肿瘤标记物。事情起源于几年前一位清华教授罗永章教授的研究"一滴血可测癌症"，很快在网络上发酵，但接着又有了辟谣文章，这个"测"，不是"检测"，而是"监测"。其实，作为该项技术的发明人，罗永章教授早在2013

年就曾解释，"一滴血检测肿瘤"的说法很不准确，确切地讲，应该叫"监测肿瘤"。具体的监测方法是：癌症病人在治疗前检测一次，在治疗后再采血检测，通过比较人热休克蛋白90a（Hsp90α）含量的变化，来辅助医生对治疗效果进行评价，并可以持续地监测。

这里需要指出的是，迄今为止，医学界尚未发现真正完美理想的肿瘤标记物。通俗地讲，理想的肿瘤标记物指的是：特异性强，只要出现异常升高就是肿瘤；只有肿瘤病人有，正常人或者患炎症等其他疾病的人没有；不能"误诊"，没有肿瘤的正常人不能被误判为患肿瘤；敏感性高，只要病人患肿瘤，就会出现异常升高；不能"漏诊"，已经患肿瘤的人表现一定要高于其他人。

### 8. 什么是肿瘤标记物？

肿瘤标记物，相信很多朋友都听说过，大家每年做防癌体检是就能见到这个词。不过，很多人对肿瘤标记物的检查，并不熟悉，认为肿瘤标记物提高了，就代表自己已经患上了癌症，其实不然。肿瘤标记物是指在肿瘤发生和增殖过程中，由肿瘤细胞生物合成、释放或是机体对肿瘤细胞反应而产生的一类物质，这些物质可存在于肿瘤细胞和组织中，也可进入血液和其他体液。肿瘤标记物的血清水平一般与恶性肿瘤的发生、发展、消退、复发等具有良好的相关性，当肿瘤发生发展时，这些物质明显异常，可以利用生物化学、免疫和分子生物学等技术对其进行定性或定量检测。

我们人体每天大约产生一万个癌细胞，所以几乎所有的肿瘤标记物检查结果都不会是"零"，有一个正常范围，只要数值在正常范围内就是正常的。体内有癌细胞，不意味着就会得癌。由于人体正常的免疫功能能够及时地将癌细胞吞噬，所以一般人不易得癌。并且，肿瘤标记物升高并不等于患上肿瘤，因为有许多情况可导致肿瘤标记物升高。

### 9. 癌症发病真的有性别、贫富差别吗？

2015 年中国恶性肿瘤发病率、死亡率和癌谱的构成与 2014 年水平基本相当，标化发病率水平基本持平，而发病人数有所增加，说明目前的癌症负担增加主要是由于人口结构老龄化所致。肺癌、肝癌、上消化系统肿瘤及结直肠癌、女性乳腺癌等依然是我国主要的恶性肿瘤。肺癌位居男性发病第 1 位，而乳腺癌为女性发病首位。男性恶性肿瘤发病相对女性较高，且发病谱构成差异较大。甲状腺癌近年来增幅较大，在女性恶性肿瘤发病谱中目前已位居发病第 4 位。男性前列腺癌近年来的上升趋势明显，已位居男性发病第 6 位，在未来的肿瘤防控中应当重点关注。

城乡恶性肿瘤发病水平逐渐接近，恶性肿瘤负担差异仍然较为明显，表现在城市恶性肿瘤发病率高于农村，而农村恶性肿瘤死亡率高于城市。这可能与城乡癌谱构成差异有关，农村地区主要癌种以上消化系统肿瘤如食管癌、胃癌、肝癌等预后较差的恶性肿瘤为主，城市地区则以结直肠癌和乳腺癌等恶性肿瘤高发。此外，农村地区医疗资源分配不足，诊治水平相对较差，居民健康意识不足，也会导致农村地区的恶性肿瘤生存率相对偏低。

### 10. 防癌体检多久做一次？

一次防癌体检的检查结果只能反映人体一定时间内的状况。血液学的检查结果经常发生变化，有时一天内的检查结果都不相同。影像学的检查结果也有一定的"有效期"。一般人群的体检一年进行一次，即使每年进行体检，也有可能在两次体检中间诊断癌症，这就是我们常说的"间期癌"。间期癌的发生主要受筛查间隔时间、筛查设备与方法等方面的影响。有报道显示：对于乳腺癌的筛查，每年、每两年和每三年筛查一次的间期乳腺癌发生率分别集中在 14.7%，17%—30% 和 32%—38%。

所以，在每年进行体检而且在体检未见异常的情况下，如果有不舒服或者身体有异常的表现也应该及时就诊。对于一些癌症高风险人群，如家族中有多人患恶性肿瘤、本人具有乙肝病毒携带（患肝癌的风险明显增高）的人群等要缩短体检的间隔，必要时增加高端的检查方法。